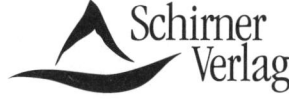

Schirner
Verlag

Die Autorinnen

Sylvia Herwig, Jahrgang 1970, arbeitete zwölf Jahre bei einer deutschen Groß-bank. Seit sechs Jahren gibt sie Yogaunterricht, und seit 2004 leitet sie Seminare zur Persönlichkeitsentwicklung und ganzheitlichen Gesundheit. Als systemischer Coach unterstützt sie ihre Klienten auf dem Weg, ihre Träume zu leben. Nähere Informationen zur Tätigkeit von Sylvia Herwig finden Sie unter: www.raumfuerlebensfreude.de.

Petra Nägele, Jahrgang 1953, praktiziert seit 1995 Yoga. Seit 2001 gibt sie Kurse in Kundalini Yoga. Sie ist spezialisiert auf Yoga mit Schwangeren und unterstützt Frauen in den unterschiedlichsten Lebensphasen.

Das Buch

Gefühle bestimmen unser Leben – gleichgültig, ob wir alt oder jung, männlich oder weiblich sind, ob wir im Beruf stehen oder zu Hause sind.

Tun uns bestimmte Gefühle nicht gut, engen sie uns ein und wir verlieren zunehmend die Verbindung zu uns selbst. Hinter einengenden/belastenden Gefühlen stecken unbefriedigte Bedürfnisse. Indem wir unsere Gefühle verstehen, können wir sie zulassen, ändern und sogar ihre Kraft nutzen, um mehr Schwung und Lebensqualität in unseren Alltag zu bekommen. Die Übungen aus dem Kundalini Yoga helfen uns dabei, die belastenden Gefühle zu transformieren.

Emotionale Balance
durch Kundalini Yoga und Selbstcoaching

Gefühle als Schlüssel zu sich selbst

Von Sylvia Herwig und Petra Nägele

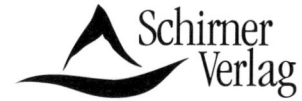

Dieses Buch trägt das Anerkennungssiegel des KRI, das nur an solche Produkte vergeben wird, die durch das Kundalini Research Institute überprüft und in den Teilen anerkannt worden sind, die die Technik des Kundalini Yoga und des 3HO-Lebensstils beinhalten, wie sie durch Yogi Bhajan® gelehrt wird.

ISBN 978-3-89767-374-8

Sylvia Herwig • Petra Nägele
Emotionale Balance durch Kundalini Yoga und Selbstcoaching
Gefühle als Schlüssel zu sich selbst
Copyright © 2008
Schirner Verlag, Darmstadt

Umschlag: Murat Karaçay
Fotografien: Frauke Prützmann, Frankfurt am Main (Yoga-Bilder), Markus Schirner
KRI-Prüfung: Siri Kaur Magerfleisch, Hamburg
Redaktion: Katja Hiller, Heike Wietelmann
Satz: Michael Zuch, Frankfurt am Main
Herstellung: Reyhani Druck & Verlag, Darmstadt

www.schirner.com

1. Auflage 2008

Inhalt

Danksagung

Unseren besonderen Dank richten wir an Yogi Bhajan, dem wir diese wichtigen Lehren verdanken. Wir tragen seine Lehren mit Freude im Herzen. Tatkräftige Unterstützung fanden wir bei Wilfriede Magerfleisch, die den yogischen Part für uns geprüft und die Anerkennung des Buches durch das KRI-Gütesiegel bei dem Kundalini Research Institut in den USA organisiert hat. Vielen Dank an sie für ihren Einsatz.

Wir möchten uns bei unseren Lehrern bedanken, die uns auf den Yogapfad gebracht und uns das Basiswissen für unser Projekt gegeben haben. Unter vielen wertvollen Begegnungen möchten wir besonders erwähnen: Sara Avtar Kaur Olivier, Satya Singh, Anja Lührs, Atma Singh und Atma Kaur sowie Shiva Kaur.

Für das Coaching-Wissen geht unser besonderer Dank an Dr. Klaus Biedermann, Helga Dressler, Joachim Seelmann und Sylvia Bieber.

Weiterhin bedanken wir uns bei unserer Fotografin, Frauke Prützmann, sowie bei unseren Models, Eugenija Kaiser, Dominika Müller und Tina Schröder.

Wir wertschätzen die Kraft aller Personen, die uns auf unserem Weg begleitet und an unser Projekt geglaubt haben.

Dem Schirner Verlag danken wir für den Vertrauensvorschuss und unseren Lektorinnen, Heike Wietelmann und Katja Hiller, für die angenehme und leichte Zusammenarbeit.

Vorwort

Durch unsere Tätigkeit als Coach und Kundalini Yoga-Lehrerinnen kamen wir auf die Idee, ein Buch über Gefühle für Frauen zu schreiben. Selbstverständlich sind auch Männer herzlich zur Lektüre eingeladen. Sie können nicht nur etwas mehr über sich selbst erfahren, sondern auch das »unbekannte Wesen Frau« besser verstehen.

Welche Grundidee steckt hinter dem Buch?

Ihre Gefühlswelt bestimmt Ihr Wohlbefinden und Ihr Glück. Wenn Sie Ihre Balance finden und mit sich im Reinen sind, können auch Körper, Geist und Seele in Harmonie miteinander sein. So verbinden Sie sich mit Ihrer Lebensfreude, Lebenskraft und Lebensenergie und finden durch die Kenntnis Ihrer Gefühle den »Schlüssel zu sich selbst«. Die Akzeptanz und das Verständnis für Ihre negativen Gefühle lassen Sie diese überwinden, und ein Heilungsprozess setzt ein.

Frauen haben sehr viele Gefühle und leben sie unterschiedlich stark aus. Viele Frauen suchen einen Weg, sich nicht von ihren Gefühlen überwältigen zu lassen und aufreibende Situationen eher in Ruhe und Gelassenheit meistern zu können. Gefühle besser zu verstehen und leben zu können bedeutet, gesund zu bleiben, sich wohlzufühlen und frei zu sein. So können Sie der Mensch sein, der Sie wirklich sind. Alle geklärten Gefühle führen zu einem bewussteren und tieferen Leben.

Besonders hilfreich ist es, wenn wir uns diesem manchmal sehr bewegenden

Thema von zwei unterschiedlichen Ansätzen her nähern, dem mentalen Coaching und dem Kundalini Yoga. Beide Herangehensweisen ergänzen einander, und durch die Kombination lernen wir unsere Gefühle auf der körperlichen, geistigen und seelischen Ebene kennen und lernen, diese zu verstehen. Beide Ansätze verbindet die ganzheitliche Vorgehensweise, und sie bieten Ihnen »Hilfe zur Selbsthilfe«. Das Coaching setzt dabei auf der Mentalebene an, während das Kundalini Yoga auch auf der physischen Ebene arbeitet.

Innere Einstellungen und psychische Muster können durch körperliche Haltungen und dynamische Übungen im Kundalini Yoga sichtbar gemacht werden, indem wir uns selbst bewusst spüren und neu erfahren. Übungen zur Körperwahrnehmung stärken das Körpergefühl und eröffnen einen schnellen Zugang zu den Emotionen. Durch gezielte körperliche Übungen verändern

wir »eingefahrene« Gesten und Haltungen sowie Spannungsmuster der Muskulatur und damit unsere emotionale Befindlichkeit. Genau dieses bewusste Erleben und Erfassen des eigenen Körpers ist eine Möglichkeit, das Gefühlschaos zu überwinden und seinen persönlichen Weg (wieder)zu finden. Das Ziel ist es, durch körperliche Bewegung unterdrückte und unklare Gefühle aus der Erstarrung zu befreien. So erleben Sie über den eigenen Körper die äußere Welt neu.

Es besteht eine Wechselbeziehung zwischen dem geistigen bzw. seelischen und dem körperlichen Unwohlsein. Wenn wir nervös, gestresst und im Ungleichgewicht sind, spannt sich auch die Muskulatur schneller an. Durch die physische Lockerung der Muskeln kommt es automatisch auch zu einer psychischen Beruhigung und Ausbalancierung. Die enge Verbundenheit und gegenseitige Beeinflussung von Körper und Seele wird bewusst.

In unserem Buch möchten wir verstärkt auf die sogenannten »schwierigen« Gefühle eingehen. Jedes Gefühlschaos hinterlässt in uns Hilflosigkeit, Ängste und eine große Unzufriedenheit. Gefühle, die uns unglücklich machen, sind kräftezehrend und beeinträchtigen unsere Leistungsfähigkeit und unser Wohlgefühl. Gerade in unruhigen Lebensphasen kann Kundalini Yoga uns einen wertvollen Ausgleich bieten, denn durch die Übungen gelangen wir wieder in einen angenehmen körperlichen und seelischen Zustand.

Viele Gedanken und aufwühlende Gefühle beeinträchtigen uns dabei, zur Ruhe zu kommen. Wir fahren mit der Achterbahn der Gefühle auf und ab und folgen immer wieder denselben Gedankenspiralen. Manche schwierige Gefühle, die uns blockieren und unproduktiv machen, lassen sich durch Bewegungen des Körpers lösen.

In dem Moment, in dem wir alles von außen betrachten und uns von unseren Gefühlen distanzieren können, beginnt eine Veränderung. Die-

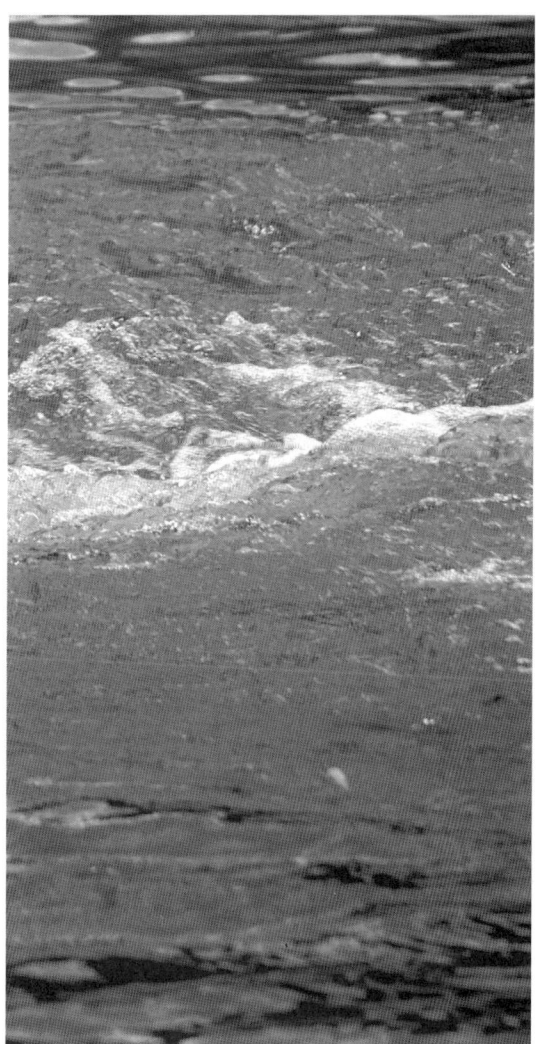

sen dritten Standpunkt nennen wir die neutrale Geisteshaltung. Wir gewinnen Abstand zu unserem Selbst und erkennen die Außenwelt klarer. Sich seiner Gefühle bewusst zu werden bedeutet, ihnen nicht mehr hilflos ausgeliefert zu sein. Wir gewinnen einen Handlungsspielraum, können unseren derzeitigen Zustand verändern und erlangen die Kontrolle über uns selbst zurück.

Das Selbstcoaching betrachtet die eigenen Gedanken, das Verhalten, das Fühlen und das Handeln sowie die persönliche innere Haltung. Wir werden uns unserer negativen oder destruktiven Denkmuster bewusst und entwickeln positive Denkmuster. Negative Gedanken erzeugen negative Gefühle, positive Gedanken rufen positive Gefühle hervor; so steigern Sie Ihre Energie und Ihre Lebensfreude. Gefühle sind Signale, die unsere Bedürfnisse anzeigen, deshalb sollten sie weder zurückgehalten noch unterdrückt

werden. Es ist wichtig, die wahren Ursachen für die Gefühle herauszufinden. Durch Selbstcoaching kann der Ursprung von Gefühlen aufgespürt, aufgearbeitet und zu positiven Mustern transformiert werden.

Mithilfe der mentalen Selbstbeobachtung wollen wir nicht mehr wie Marionetten von unseren Gefühlen oder anderen Menschen, Dingen oder Umständen dirigiert werden, sondern übernehmen die Verantwortung für unsere Gefühle und unser Handeln selbst. So nehmen wir immer öfter den Standpunkt des neutralen Betrachters ein.

Manche Gefühle konfrontieren uns mit unseren Grenzen. Hier gilt es, sich mit ihnen auseinanderzusetzen und sie nicht ins Unterbewusstsein eindringen zu lassen. Im Kundalini Yoga arbeiten wir mit Grenzerfahrungen und bereiten uns auf Herausforderungen vor. Trotz Gefühlsturbulenzen können wir dann den Körper, den Geist und die

Seele ins Gleichgewicht bringen, Haltung bewahren und Emotionen meistern. Durch Yoga und Selbstcoaching gelangen wir zu einer Geisteshaltung, in der wir uns öffnen, annehmen und loslassen können und entspannen lernen. Indem wir auf unser körperliches und geistiges Wohlergehen achten, sorgen wir für uns selbst.

Sind unsere Gefühle klar und eindeutig, so sind wir fokussiert und leben authentisch. Wir sind im Einklang mit uns selbst, finden unser inneres Gleichgewicht und schöpfen unser eigenes Potenzial optimal aus. Leben wir unsere Gefühle, so befinden wir uns im Fluss des Lebens, und Blockaden werden aufgehoben. Gefühle leben bedeutet, Empathie für sich und andere Menschen zu empfinden und nicht von sich oder anderen abgeschnitten zu sein. Gefühle eröffnen uns den Zugang zu uns selbst und zu anderen Menschen, z.B. durch das Mitgefühl, ein wichtiges Fundament für das menschliche Zusammenleben.

Gefühle und Empathie beeinflussen das menschliche Miteinander positiv, und dies kann gewinnbringende Klärungsprozesse in Gang bringen.

Alle diese Gründe sprechen dafür, sich Zeit zu nehmen und besser mit seinen Gefühlen umzugehen. Indem wir unsere Gefühle selbst bestimmen, statt von ihnen beherrscht zu werden, gelangen wir ins Zentrum unserer Lebenskraft und Lebensfreude.

Ausgehend vom Kundalini Yoga und Selbstcoaching haben wir rasche Soforthilfen für einschränkende Gefühle zusammengetragen und Übungsreihen ausgesucht, die inneres Ungleichgewicht und tiefe Emotionen freisetzen und zugänglich machen.

Mit praktischen, realitätsbezogenen und alltagstauglichen Tipps geben wir Anregungen, wie Sie die Selbstreflexion erlernen können, damit Sie begrenzende Gefühle integrieren und sie nicht als etwas von außen Überwältigendes empfinden. Neben den speziellen Übungsreihen zu unterschiedlichen Gefühlen arbeiten Sie am Aufbau einer neutralen Geisteshaltung und an der Stärkung des Nervensystems.

Die Grundvoraussetzung für diesen Prozess ist nicht nur das Verstehen, sondern auch der Wunsch nach Veränderung.

Die Reaktionen auf Gefühle und deren Auslöser sind so vielfältig und unterschiedlich wie die Gefühle und die Menschen selbst. Aus diesen Gründen können wir in diesem Buch nur auf eine kleine Auswahl an Gefühlen eingehen.

Yoga-Erfahrung und Coaching-Wissen werden nicht vorausgesetzt, denn wir zeigen Ihnen Schritt für Schritt, wie die Übungen ausgeführt werden.

In den von Yogi Bhajan überlieferten Yoga-Übungen und Meditationen haben die Autorinnen ihre persönlichen Anmerkungen deutlich hervorgehoben

Wir wünschen allen Leserinnen und Lesern Spaß und Freude bei den Übungen und Meditationen. Wir hoffen, dass Sie über das Verständnis der eigenen Gefühle zu sich selbst gelangen, zu einer stärkeren Wertschätzung der eigenen Persönlichkeit und zu größerem Selbstbewusstsein.

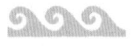

I. Einführung

Die Metapher
»Gefühle als Schlüssel zu sich selbst«
Eine kleine Geschichte zum Nachdenken

Ein Yoga-Schüler befindet sich im Garten vor seinem Haus und sucht seinen Schlüssel. Nachdem er bereits einige Zeit erfolglos gesucht hat, kommt zufällig ein Freund vorbei und fragt ihn, was er mache. Er antwortet, dass er seinen Schlüssel suche. Daraufhin fragt ihn der Freund: »Kann ich dir helfen?« So suchen dann beide im Garten nach dem Schlüssel.

Sie schauen hinter jede Rosenpflanze, jeden Busch und jeden Baum. Sie tasten sogar die Erde unter den Pflanzen ab und schauen hinter jeden Grashalm. Doch die Suche bleibt erfolglos.

Der Freund wird ungeduldig und sagt: »Jetzt haben wir wirklich alles abgesucht und haben den Schlüssel immer noch nicht gefunden. Kannst du dich erinnern, wo du den Schlüssel verloren hast?« Der Yoga-Schüler antwortet: »Im Haus.« Sein Freund fragt

ärgerlich: »Warum suchen wir dann im Garten und nicht im Haus?«

Der Yoga-Schüler antwortet: »Wir suchen im Garten, weil es hier draußen hell ist und in meinem Haus Dunkelheit herrscht, dort gibt es kein Licht.« Sein Freund antwortet ihm: »Wie können wir deinen Schlüssel hier finden, wenn du ihn hier nicht verloren hast? Es wäre sinnvoller, Licht in dein Haus zu bringen, damit du deinen Schlüssel dort finden kannst!«

Diese Geschichte symbolisiert, dass wir oft Erfüllung und Hilfe in der »Außenwelt« suchen, statt in unsere »Innenwelt« einzutauchen. In unserem Inneren, unserem Herzen, finden wir alles, was uns glücklich und zufrieden macht. In uns ist alles vorhanden, was wir für das Leben brauchen. Unser Herz ist ein Ort voll Reichtum und

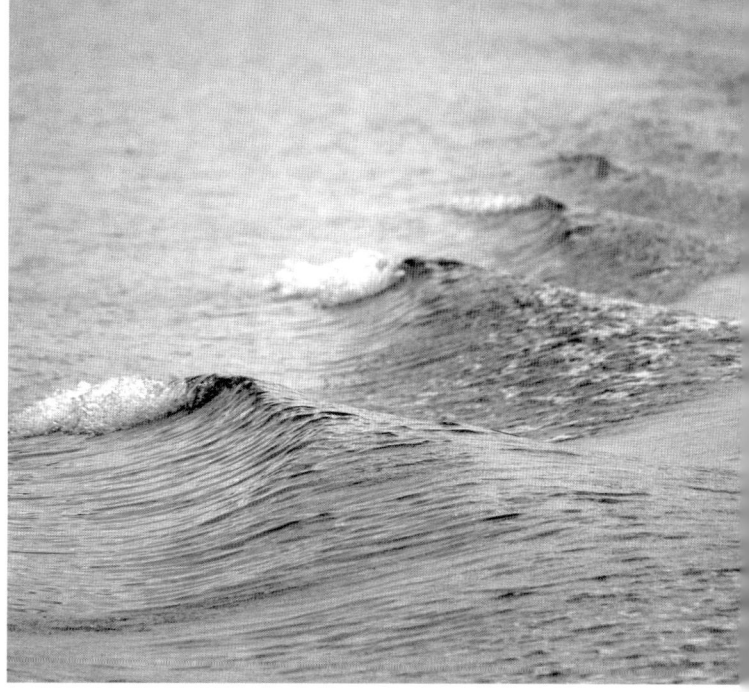

Fülle. Wenn wir eng mit unserem Herzen verbunden sind, leben wir unsere Gefühle und schöpfen Kraft aus ihnen. Unsere Gefühle sind der Schlüssel zu unseren Sehnsüchten, Wünschen und Bedürfnissen. Erst sie machen uns zu ganzen Menschen.

Ein Weg der Selbsterkenntnis und der Möglichkeit, nach »innen« zu gehen, ist die Kombination von Yoga und Selbstcoaching bzw. Selbstreflexion. Das Einstimmungsmantra im Kundalini Yoga »Ong Namo Guru Dev Namo« heißt übersetzt »vom Dunkeln ins Licht« und meint damit genau diesen Weg. Auch die Lotusblume ist ein Symbol dafür, sie hat ihren Weg vom dunklen Schlamm nach oben zur Sonne freigelegt.

Wenn Sie in sich alles gefunden haben, wonach Sie suchen, können Sie mit Projektionen beginnen und auch in der Außenwelt alles erschaffen, was Sie sich innerlich vorstellen und wünschen.

In einem Zitat von Friedrich Schiller finden wir diesen Grundsatz wieder:

»Wahrheit suchen wir beide,
Du außen im Leben, ich innen
in dem Herzen, und so findet sie jeder gewiss.
Ist das Auge gesund, so begegnet es außen dem Schöpfer;
Ist es das Herz, dann, gewiss, spiegelt es innen die Welt.«

Erläuterungen zum Selbstcoaching

Beim Selbstcoaching entwickeln wir die Fähigkeit zur Selbstbetrachtung und Kontemplation aus der Position des neutralen Beobachters. Wir erhalten einen erweiterten Blickwinkel auf uns selbst und werden uns der eigenen Gedankenketten, Gefühls-Trigger und Gefühlsspiralen und der daraus resultierenden Handlungen bewusst. Wir besinnen uns auf uns selbst zurück, hinterfragen, was uns wirklich wichtig ist, und rufen uns unsere innersten Werte und wahren Ziele ins Gedächtnis. Diese Ebene der Erkenntnis, auch in Verbindung mit der Intuition und dem inneren Wissen, ermöglicht es uns, eine Situation aus einem anderen Blickwinkel zu bewerten und eine neue Entscheidung zu treffen, die dann im Einklang mit unserem Selbst und allen anderen Beteiligten steht.

In diesem Buch erhalten Sie durch Tipps eine Möglichkeit, Ihre mentale Landkarte zu verstehen und unliebsame Gewohnheiten, Überzeugungen und Verhaltensweisen schrittweise zu verändern. Imaginations- und Visualisierungstechniken helfen Ihnen dabei, neue Haltungs- und Handlungsmuster im Gehirn zu verankern.

Wenn wir uns verändern, verändert sich auch unser Leben. Selbstcoaching öffnet durch die Erweiterung unserer Perspektive den Raum für inneres Wachstum und die Erkenntnis unseres wahren Potenzials. So führen wir ein Leben in Selbstbestimmung: Wir kreieren unser Leben, indem wir die Dinge, die wir uns wünschen, in unser Leben einladen und dies bewusst durch unsere Gedanken, Gefühle und Handlungen steuern.

Mit positiven Lebensgefühlen formulieren wir unsere Ziele und erreichen diese dann mit Leichtigkeit, weil sie im Einklang mit unseren Wünschen und Bedürfnissen stehen. Wir können unsere eigenen Talente und Fähigkeiten einbringen und uns selbst ausleben.

Die Stoiker lehrten vor rund 2000 Jahren:
»Nicht die Dinge beunruhigen die Menschen, sondern ihre Meinung über die Dinge.«

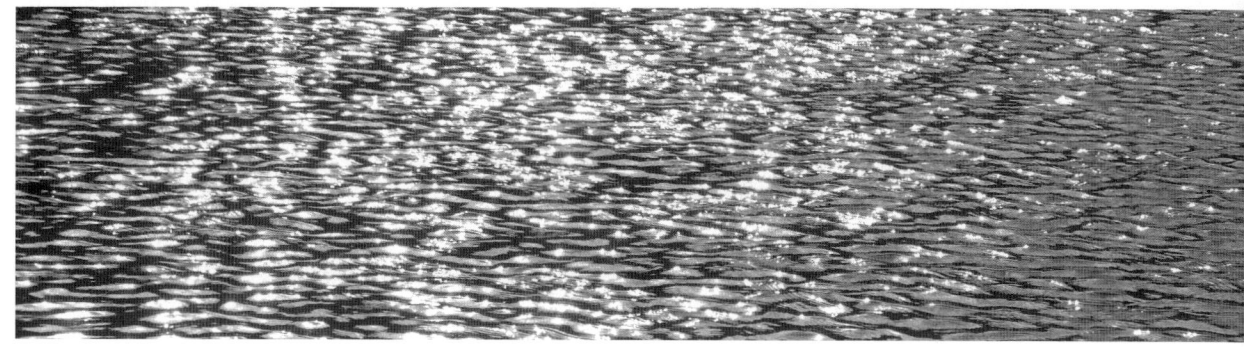

Durch Kundalini Yoga öffnen sich Türen

Was ist Kundalini Yoga?

Yoga hat seinen Ursprung in Indien und zum Teil auch in Tibet. Es ist das älteste überlieferte Übungssystem für eine ganzheitliche Entwicklung des Menschen.

Im praktischen Leben bedeutet Yoga, dass wir den Weg der Selbsterkenntnis und Selbstverwirklichung gehen. Dabei erinnern wir uns an das Wesentliche und schreiten durch das Leben mit Aufmerksamkeit, Achtsamkeit, Respekt und Aufrichtigkeit.

Im Laufe der Zeit haben sich verschiedene Yoga-Richtungen entwickelt. Das Ziel aller Yoga-Schulen ist es, die Kundalini-Energie zu aktivieren und zum Fließen zu bringen. Die Kundalini-Energie ist unsere ursprüngliche Körper- und Bewusstseinsenergie.

Kundalini Yoga versteht sich als Yoga des Bewusstseins. Es stärkt die Wahrnehmung für die inneren Prozesse und die Fähigkeit, die Ursache von negativen Gefühlen zu erkennen und aufzulösen. Es ist eine ganzheitliche Methode der Körper- und Energiearbeit, die es ermöglicht, das volle menschliche Potenzial kennenzulernen und zu entwickeln. Kundalini Yoga ist der Weg, den Körper, den Geist und die Seele in Harmonie zu bringen und zu stärken. Kundalini Yoga beinhaltet Körperübungen, Atemübungen, Tiefenentspannung und Meditation.

Yogi Bhajan – der Meister des Kundalini Yoga

In der Tradition der Lehrer des Kundalini Yoga steht Yogi Bhajan, der auch als »Meister des Kundalini Yoga« bezeichnet wird. Er wurde am 26. August 1929 in eine Arztfamilie hineingeboren und wuchs als Sikh auf. Schon als Kind lehrte ihn ein Yogi. Bereits mit 16 Jahren legte er seine Prüfung zum Meister des Kundalini Yoga ab. Yogi Bhajan brachte diese vormals geheime Lehre 1969 in den Westen und unterrichtete sie dort öffentlich. Seine Anliegen waren die Verbreitung der Lehren des Kundalini Yoga und die Vermittlung ihrer praktischen Anwendung in jeder Lebenssituation. Yogi Bhajan starb am 6. Oktober 2004 in Espanola, New Mexico, USA.

Yoga ist Training auf der Körperebene

Die abwechslungsreichen Yoga-Übungen bieten ein optimales Körpertraining. Durch Yoga profitiert nicht nur der Aufbau der Muskulatur, sondern der gesamte Körper. Er gewinnt an Flexibilität und Vitalität, und eine größere Mobilität und flüssigere Bewegungsabläufe ergeben sich daraus zwangsläufig. Die gesamten Körpersysteme werden gestärkt, wie z. B. das Nerven-, das Drüsen- und das Immunsystem. Die körperliche Aktivität bringt Kraft und Freude, weil die Glückshormone Serotonin und Dopamin ausgeschüttet werden. Zudem macht es Spaß, im Miteinander einer Gruppe etwas für sich selbst zu tun.

Yoga ist Training auf der Mentalebene

Mit dem nach innen gerichteten Blick entwickeln sich die Eigenwahrnehmung und auch ein besseres Körpergefühl. Diese Zentriertheit bringt dem Übenden einen schnelleren Durchblick und eine größere geistige Klarheit. Ausdauer und Zielstrebigkeit stellen sich automatisch ein, und wir werden selbstsicherer. Yoga bietet eine ausgezeichnete Möglichkeit, sich weiterzuentwickeln, denn Selbsterkenntnis und ein natürliches, verbessertes Selbstbewusstsein geben genügend Halt, um sich zu verändern und neue Wege beschreiten zu können.

Yoga ist Training auf der Gefühlsebene

Yoga verhilft zu einem besseren Wohlbefinden, weil negative Gefühle bereits im Frühstadium erkannt und aufgelöst werden können. Unangenehme Gefühle bedeuten Stress für den Körper und mindern das Allgemeinbefinden. Durch Yoga schärfen wir all unsere Sinne und sind so bereit, unsere Gefühle zu ergründen und sie zu hinterfragen.

In der Arbeit mit belastenden Gefühlen wollen wir Gefühle nicht vergessen oder verdrängen, sondern sie akzeptieren. Indem wir sie zulassen, können wir sie mit einer neutralen Geisteshaltung anschauen. Wir arbeiten am Unterbewusstsein und lösen uns von alten Gedanken- und Verhaltensmustern. Wir haben dann die Möglichkeit, destruktive Gefühle bewusster zu durchleben und uns neue Verhaltensweisen anzueignen. Wir lernen neue Strategien, besser mit Situationen, Menschen und den eigenen Gefühlen umzugehen.

Negative Gefühle machen unsicher und beeinträchtigen uns, Yoga gibt uns Sicherheit und ein gesundes Selbstwertgefühl. Nur wenn das Selbstvertrauen stark ist, haben wir genügend Mut, einen Veränderungsprozess einzugehen, und die Kraft, et-

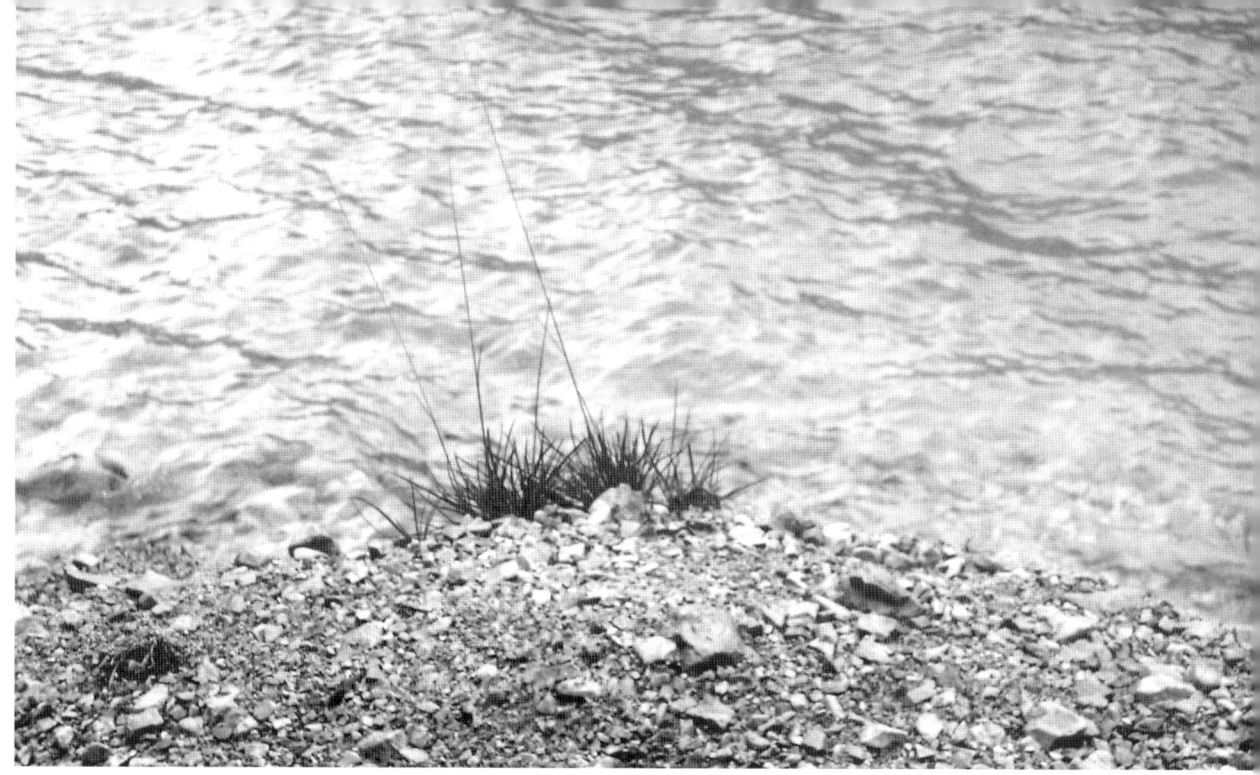

was anderes auszuprobieren. Wichtig ist es, sich weiterzuentwickeln, die Kraft der Gefühle für das Vorwärtskommen zu nutzen und erfolgreichere Strategien zu entwickeln. Die veränderte kognitive Einstellung, nämlich die Herrin bzw. der Herr über die eigenen Gefühle zu sein, ist eine Voraussetzung für eine der Gesundheit förderliche Verhaltensweise.

So beherrschen unsere Gefühle nicht mehr uns, sondern wir bestimmen unseren Umgang mit den Gefühlen. Flie-ßen die Gefühle, d. h., sind sie nicht blockiert, verdrängt oder werden umgeleitet, empfinden wir wahre Glücksmomente und tiefe Dankbarkeit.

Kundalini Yoga ist keine Religion, es zählen allein die eigene Erfahrung und die so gewonnene Überzeugung, dass dies der richtige Weg ist. Kundalini Yoga ist ein Lebensweg, eine Philosophie, doch niemals ein Dogma. Es ist eine Lebensform für ein bewussteres Leben.

Erläuterungen zu den
Kundalini Yoga-Übungsreihen
in diesem Buch

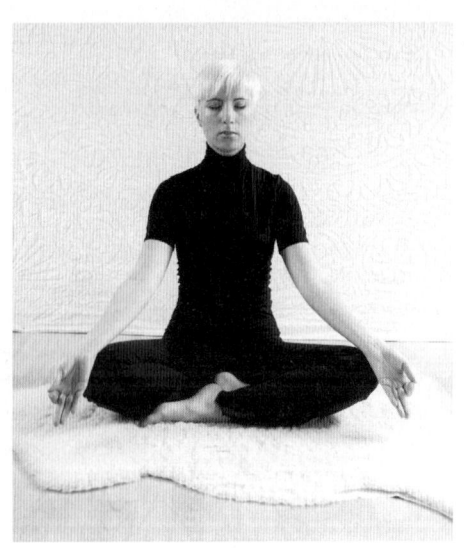

Aufbau einer Yoga-Stunde

Das Ziel jeder Yoga-Stunde ist es, das eigene Wohlbefinden zu steigern und Spaß und Freude zu empfinden.

Wir beginnen die Yoga-Praxis in der einfachen Haltung, dem Schneidersitz. Die überkreuzten Beine sind entspannt, und die Knie sinken in Richtung des Bodens. Die Wirbelsäule ist aufgerichtet, Nacken und Rückgrat bilden eine Linie. Die Hände liegen in Gyan Mudra auf den Knien. Bei dieser Handhaltung berühren sich die Spitzen von Daumen und Zeigefinger, die anderen Finger sind gestreckt. Es ist die Handhaltung der Weisheit.

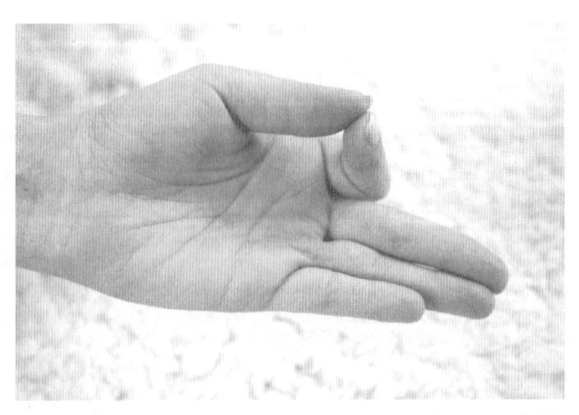

Vor jeder Yoga-Stunde stimmen wir uns dreimal mit dem Eingangsmantra ein. Das Eingangsmantra lautet:

Ong Namo Guru Dev Namo

Es bedeutet »Ich begrüße die kosmische Energie und den erhabenen Weg vom Dunkeln zum Licht.«

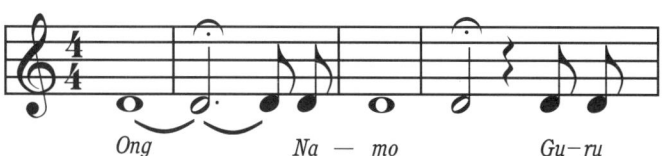

Ong   Na — mo   Gu–ru

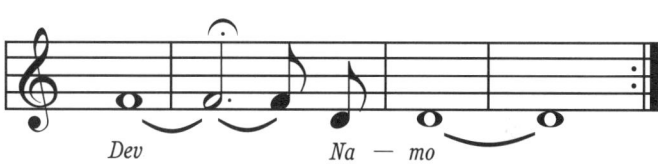

Dev   Na — mo

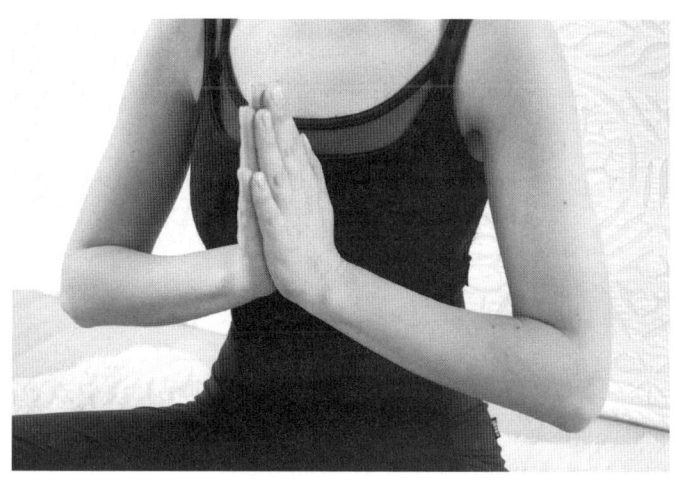

Mit den Aufwärmübungen lockern wir alle Gliedmaßen und mobilisieren die Wirbelsäule.

Anschließend folgt eine bestimmte Übungsreihe, die genau auf das entsprechende Thema abgestimmt ist. Übungen, die herausfordernd sind, trainieren, wie man über sich selbst hinauswachsen kann. Alle Körperübungen aktivieren die handlungsorientierte linke Gehirnhälfte. Meditationen sprechen die rechte Gehirnhälfte an.

Von der Bewegung – dem Tun – kommen wir anschließend zur Entspannung – dem Sein –, in der wir loslassen. Es folgt eine Phase der tiefen Entspannung in der Rückenlage, die möglichst elf Minuten lang genossen werden, aber nicht länger als 15 Minuten ausgeübt werden sollte.

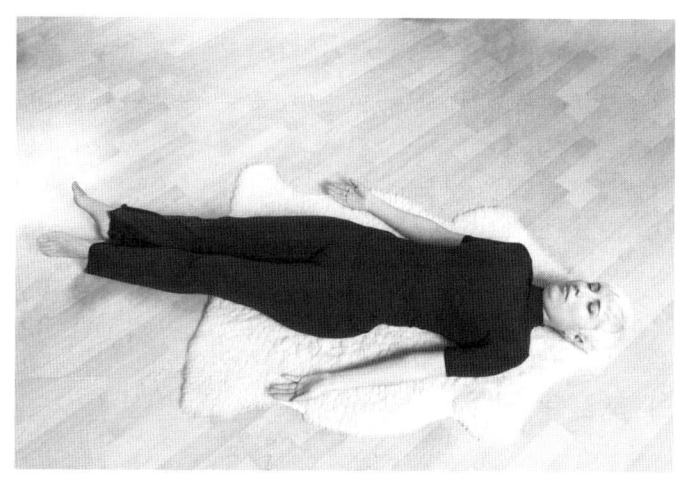

Diese Phase beenden wir, indem wir mehrmals tief ein- und ausatmen und beginnen, die Hände und Füße zu drehen.

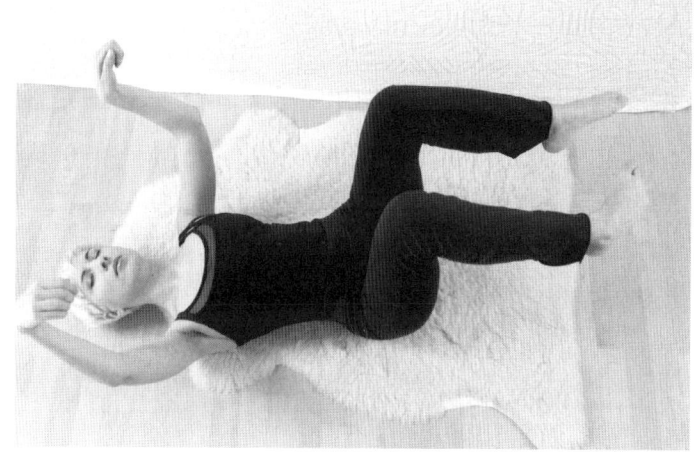

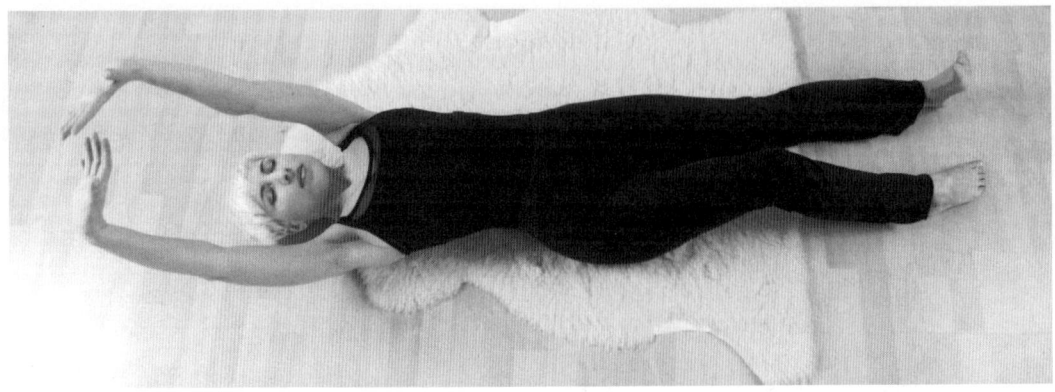

Dann strecken wir die Arme über den Kopf aus und ziehen uns von den Fingerspitzen bis zu den Fußspitzen lang.

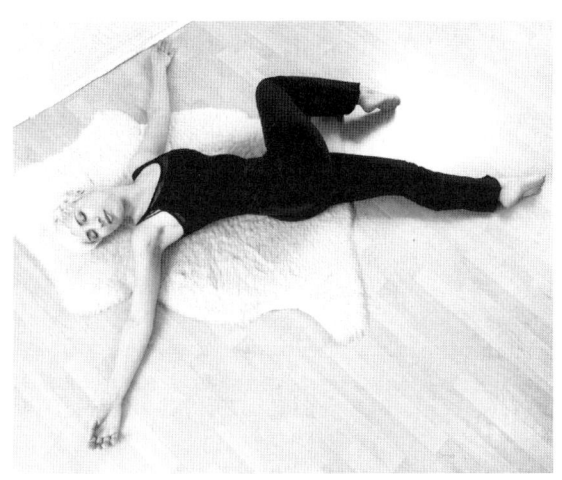

Danach legen wir die gestreckten Arme seitlich vom Körper ab, ziehen ein Bein auf Hüfthöhe an und legen es über dem langgestreckten Bein ab. Der Kopf entspannt in die entgegengesetzte Richtung zum Knie. Diese »Katzenstreckung« machen wir auch zur anderen Seite.

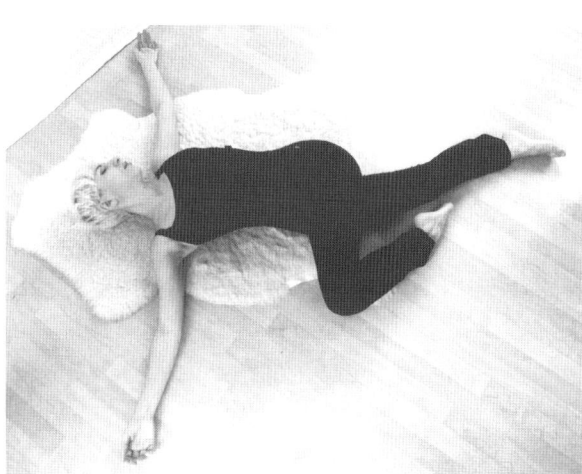

Anschließend nehmen wir wieder die Rückenlage ein und reiben jeweils die Hände und die Füße aneinander, damit die Nervenenden angeregt werden.

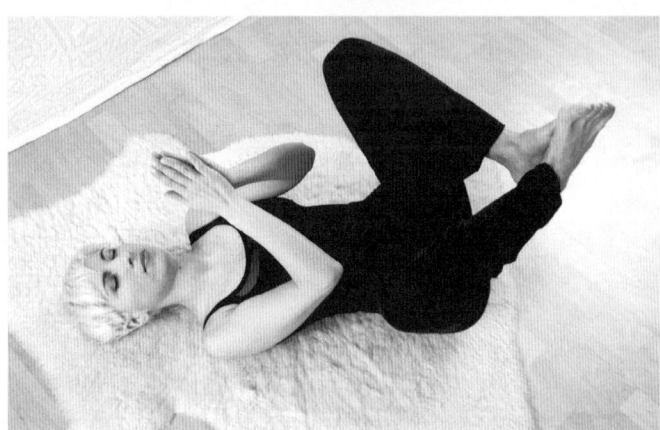

Wir ziehen die Knie an die Brust und rollen mehrmals auf der Wirbelsäule vor und zurück und setzen uns über eine Rückenrolle nach oben in den Schneidersitz.

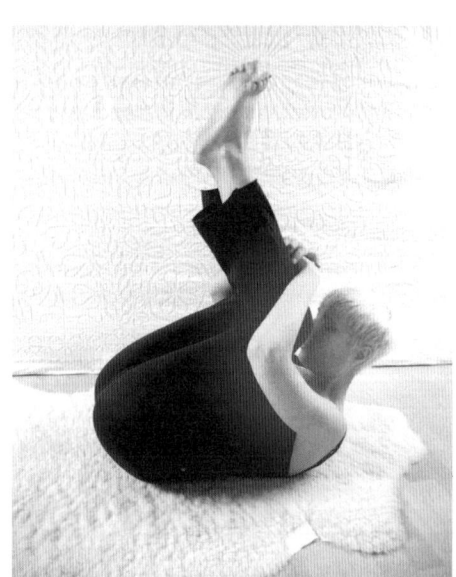

Durch die anschließende Meditation aktivieren wir die rechte Gehirnhälfte, die für die Erkenntnis und den Weitblick steht. So gelangen wir zu einer konzentrierten Entspannung, in der wir sinnend betrachten und uns geistig versenken. Wir stimulieren gleichzeitig auch die Kreativität und die Intuition, die uns bei der Lösung von Problemen helfen.

Für eine bessere Erdung und einen tieferen Kontakt mit der eigenen Seele singen wir: »May the long time sun shine upon you, all love surround you and the pure light within you guide your way on.« Die deutsche Übersetzung lautet: »Möge das ewige Licht der Sonne auf dich scheinen, Liebe dich immer umgeben und das reine Licht in dir dich auf deinen Wegen führen.«

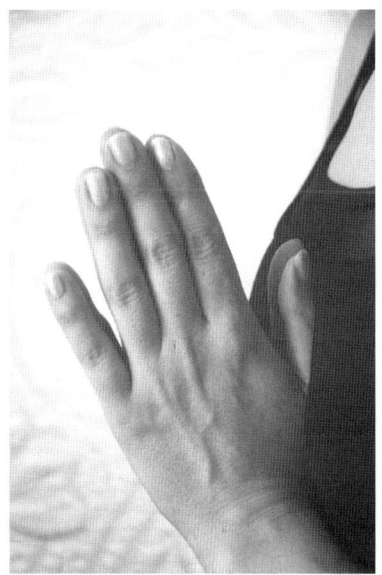

Mit dem Abschlussmantra »Sat Nam«, das wir ebenfalls dreimal singen, beenden wir die Yoga-Stunde.

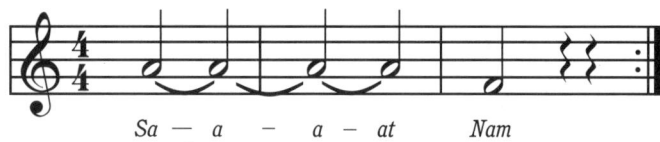

Sa — a — a — at   Nam

Dieses Mantra bedeutet »Wahrheit ist unsere Identität. Wir schwingen in unserer Existenz.« »Sat« bedeutet die Wahrheit, »Nam« bedeutet der Name, die Identität.

Konzentration auf die Atmung

Eine bewusste und lange, tiefe Atmung bis in den Bauchraum hinein ist im Yoga von zentraler Bedeutung, weil sie eine maßgebliche Rolle bei Gefühlen und bei der seelischen Verfassung spielt. Gefühle beeinflussen unsere Atmung, aber wir können unsere Gefühle auch durch eine ruhige und bewusste Atmung lenken.

Wir koordinieren die Übungen mit unserer Atmung. Bewegen wir uns in einer Übung nach links, atmen wir ein, bewegen wir uns nach rechts, atmen wir aus. Die Konzentration auf den Atem gibt uns Sicherheit und Selbstvertrauen.

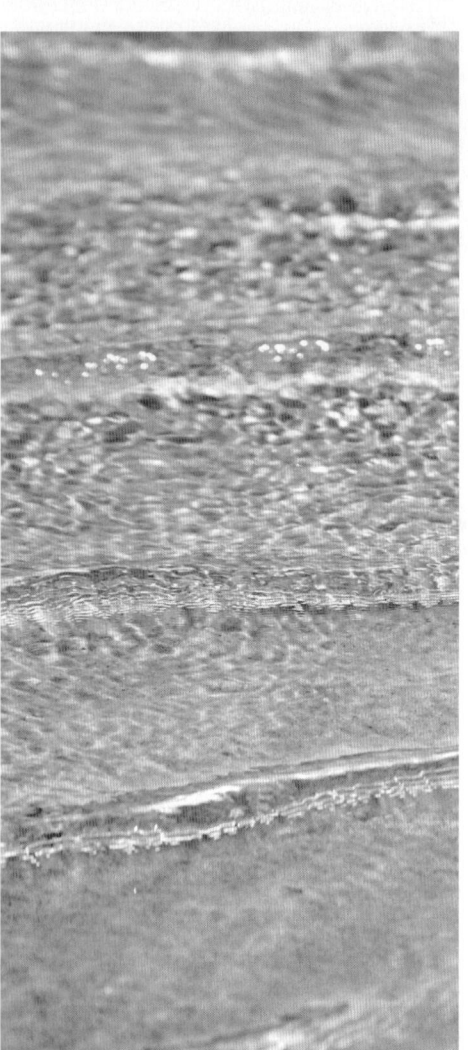

Konzentration auf den Punkt zwischen den Augenbrauen

Damit wir uns ganz unserem Körperempfinden hingeben können, ziehen wir alle Aufmerksamkeit von der äußeren Welt ab. Wir werden Beobachter von dem, was im Inneren geschieht, indem wir die Augen schließen und uns auf den Punkt zwischen den Augenbrauen konzentrieren.

Langer, tiefer Atem

Bei der langen, tiefen Atmung achten wir darauf, dass das Ein- und Ausatmen gleich lang dauert und die Lungen vollständig gefüllt bzw. geleert werden. Dies wirkt entspannend, zentrierend und beruhigend. So kommen auch die Gedanken zur Ruhe.

Zur Selbstkontrolle legen Sie Ihre Hände auf den Bauch, die Fingerspitzen berühren sich. Beobachten Sie, wie sich beim Einatmen die Bauchdecke nach vorn wölbt. Lassen Sie den Sauerstoff ganz tief in Ihren Bauchraum und danach in den Brustkorb und bis zu den Schlüsselbeinen fließen, dabei bewegen sich die Fingerspitzen voneinander weg. Die verbrauchte Luft atmen Sie vollständig aus, indem Sie erst den Brustkorb und dann den Bauchraum leeren und den Bauch und den Nabel in Richtung der Wirbelsäule ziehen.

Feueratem

Der Feueratem ist eine beschleunigte Atmung, ähnlich einem Blasebalg. Sie atmen wie beim tiefen Atmen ein und aus, nur wesentlich schneller, ca. zwei- bis dreimal pro Sekunde. Diese Atmung konzentriert sich stärker auf den Nabelpunkt. Beim Einatmen wölbt sich der Nabel nach außen, kraftvoll ziehen Sie ihn beim Ausatmen zur Wirbelsäule.

Diese Atemtechnik wirkt sehr reinigend und energetisierend: Giftstoffe werden aus dem Körper entfernt, und die Kraft, Ausdauer, Vitalität, Lebensfreude und das Nervensystem werden gestärkt. Sie aktiviert und massiert alle inneren Organe. Bei hohem Blutdruck oder in der Schwangerschaft sollten Sie diese Atemtechnik nicht ausführen.

Da wir negative Emotionen durch diese Atemtechnik loslassen können, verhindert diese Technik, dass die Gefühle sich als psychosomatische Beschwerden festsetzen.

Meditation

Während der Meditation wird die rechte Gehirnhälfte, die für die Entspannung und die Einsicht steht, aktiviert. Ziel ist es, die Gedanken loszulassen, damit Ruhe einkehrt und wir einen höheren Bewusstseinszustand erreichen können. Meditationen befreien uns von inneren Spannungen, weil der Geist durch die Konzentration ruhig und klar wird. Gefühle und Gedanken treten in den Hintergrund, so erlangen wir inneres Gleichgewicht und Stärke, und eine seelische Ausgeglichenheit stellt sich ein. Beginnen Sie alle Meditationen mit drei Minuten, und verlängern Sie diese Zeit allmählich auf elf oder 31 Minuten.

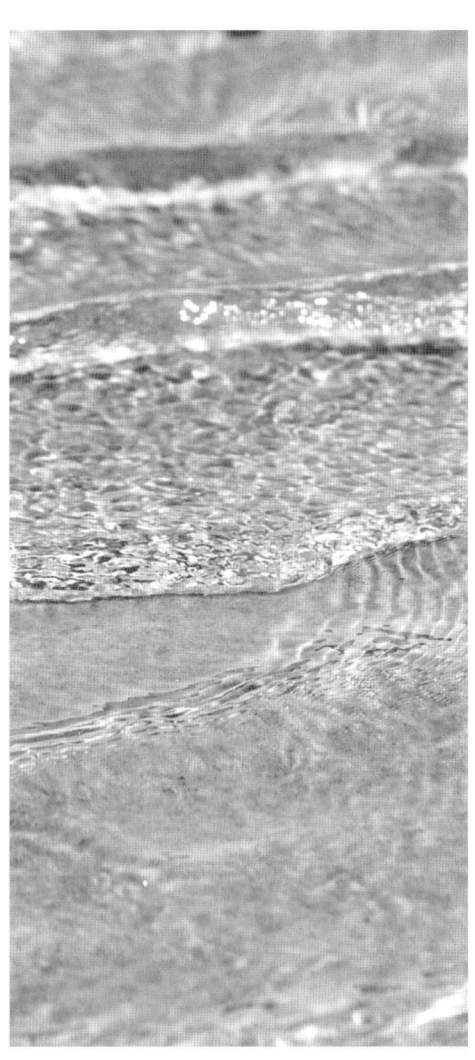

Mudra

Mudras sind Handhaltungen, die einer Übung oder Meditation zusätzlich Kraft und Ausdruck verleihen. Mit den Fingern und Händen machen wir Gesten, durch die wir auf geistige und seelische Prozesse Einfluss nehmen. In den Händen und Fingern beginnen und enden wichtige Meridiane. Durch Drücken oder Halten von bestimmten Fingern oder Handbereichen können wir gezielt bestimmte Organe oder die mentale Ebene beeinflussen.

Mantra
(»man« = Geist, »tra« = Projektion)

Wie ein Anker wirkt ein Mantra, an das wir unseren Geist heften können, damit wir zentriert und ganz bei uns selbst bleiben. In Meditationen können wir Gefühlsstürmen begegnen, und ein Mantra hilft uns dann, in den neutralen geistigen Raum zurückzukehren. Neben der Fokussierung werden im Gaumen zudem Meridiane aktiviert, wenn die Zunge die Meridianpunkte berührt. Diese 84 Meridianpunkte haben eine anregende Wirkung auf die Gehirnströme und führen langfristig zu einer positiven Grundeinstellung. Außerdem werden die wichtigsten Hormondrüsen im Kopf, die Epiphyse und die Hypophyse, durch das Singen von Mantren aktiviert. Mit speziellen Mantren können wir gezielt auf unterschiedliche emotionale Verfassungen einwirken.

Chakra

Als Chakren werden die Energiezentren entlang der Wirbelsäule bezeichnet. Die unteren drei Chakren stehen für die Urbedürfnisse des Menschen nach Nahrung, Sicherheit und Schutz. Das 4. Chakra, das Herzchakra, befindet sich in der Mitte des Körpers und vereint die unteren drei Chakren auf geistiger, energetischer Ebene mit den oberen drei Chakren. Die oberen drei Chakren stehen für Spiritualität und das Glücklichsein. Im Herzchakra werden die irdischen mit den spirituellen Chakren verbunden. Nur wenn das Herzchakra – das für Mitgefühl, Liebe und Selbstfürsorge steht – geöffnet ist, können wir uns spirituell weiterentwickeln.

Das 1. Chakra, das Wurzelchakra, steht für Standfestigkeit und Urvertrauen.

Das 2. Chakra, das Sakralchakra, steht für Lebensfreude, Kreativität und Sexualität.

Das 3. Chakra, das Nabelchakra, steht für Selbstvertrauen, Mut und Kraft.

Das 4. Chakra, das Herzchakra, steht für Frieden, Liebe, Mitgefühl und Selbstfürsorge.

Das 5. Chakra, das Kehlkopfchakra, steht für Ausdrucksfähigkeit, Wahrheit und Kommunikation.

Das 6. Chakra, das Stirnchakra, steht für Projektion und Intuition.

Das 7. Chakra, das Kronenchakra, steht für Anbindung an das spirituelle Ich, Licht und Leichtigkeit.

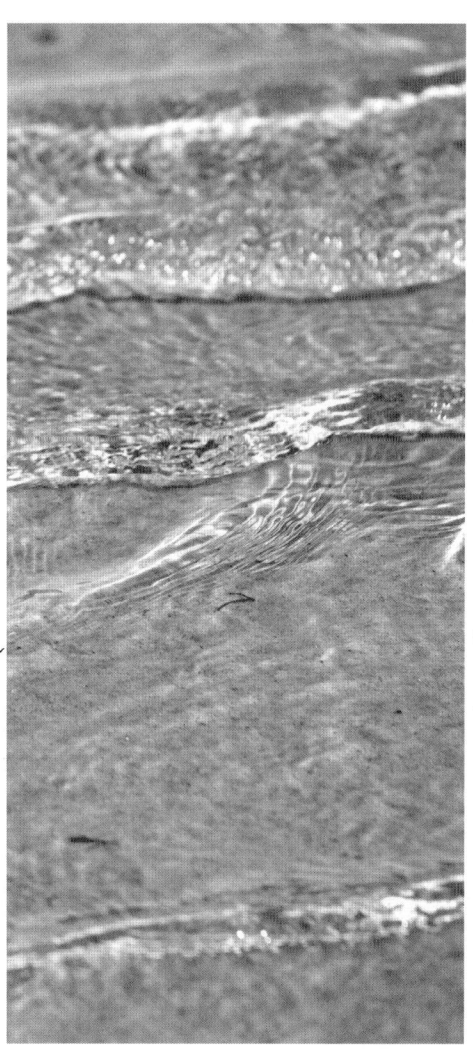

Der Yoga-Schüler passt die Yoga-Übung an seine persönliche Tagesform und seinen Trainingsstand an. Alle Übungen können langsam bis auf die angegebene Minutenzahl verlängert werden. Damit Sie die wohltuende und heilende Wirkung des Yogas spüren, ist es ratsam, tägliche zu üben und zu meditieren.

Allgemeine Aufwärmübungen
als Vorbereitung auf jede Übungsreihe

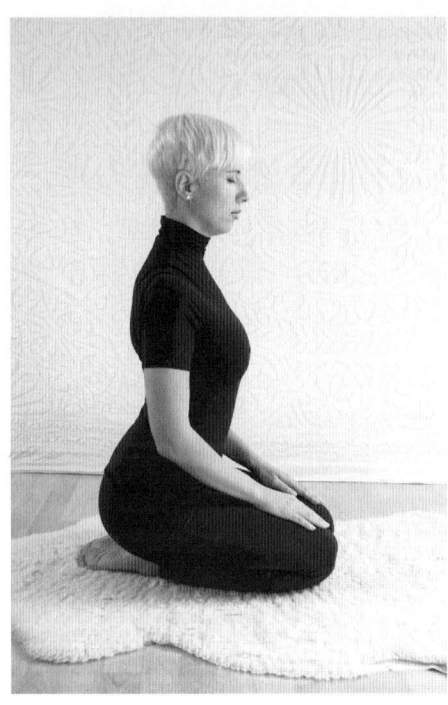

1.
Kamelritt im Fersensitz

Legen Sie Ihre Hände auf die Oberschenkel, beugen Sie Ihre gesamte Wirbelsäule nach vorn, wenn Sie einatmen, und beugen Sie sie nach hinten, indem Sie Ihren Rücken rund werden lassen, während Sie ausatmen. Üben Sie dies zwei bis drei Minuten. Dann atmen Sie tief ein und aus, entspannen kurz und spüren nach.

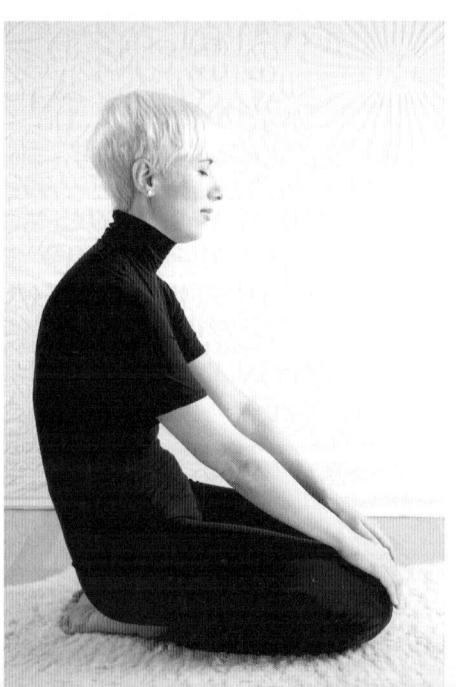

2.
Rumpfdrehen im Schneidersitz

Legen Sie Ihre Hände auf die Schultern, die Daumen zeigen nach hinten und die anderen Finger nach vorn. Die Ellbogen befinden sich auf Schulterhöhe, der Nacken ist ganz entspannt. Drehen Sie sich beim Einatmen nach links und beim Ausatmen nach rechts. Machen Sie auch diese Übung zwei bis drei Minuten lang. Schließen Sie die Übung ab, indem Sie in der Mittelposition tief einatmen und vollständig ausatmen. Entspannen Sie kurz.

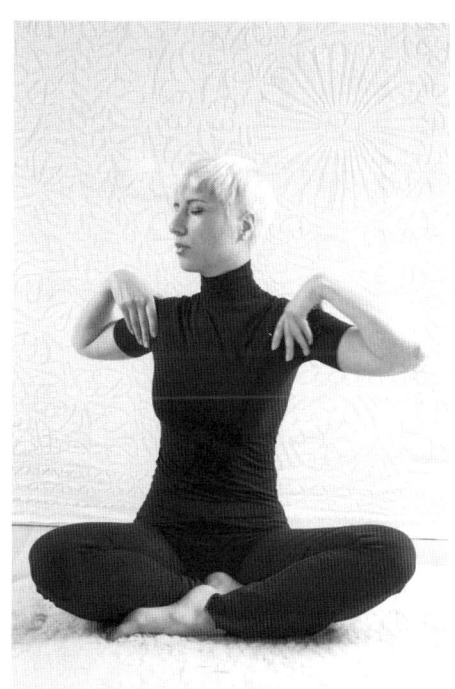

3.

Katze und Kuh im Vierfüßlerstand

Die Hände befinden sich auf Schulterbreite und die Knie auf Hüftbreite. Beim Einatmen legen Sie den Kopf in den Nacken, der untere Rücken hat ein leichtes Hohlkreuz (Kuh). Beim Ausatmen senken Sie den Kopf und runden den Rücken nach oben (Katze). Üben Sie dies für zwei bis drei Minuten, und entspannen Sie.

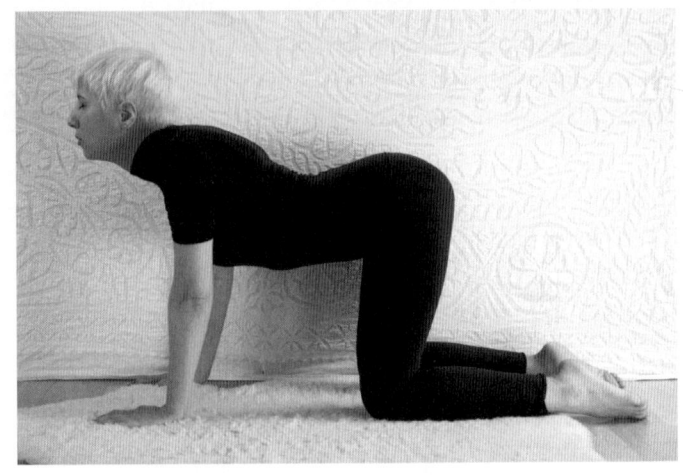

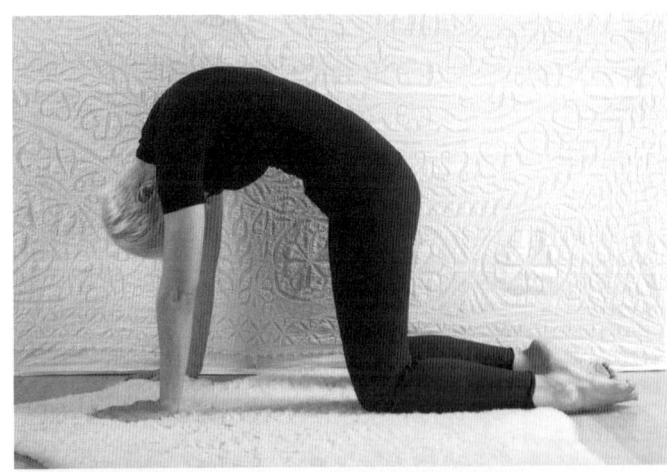

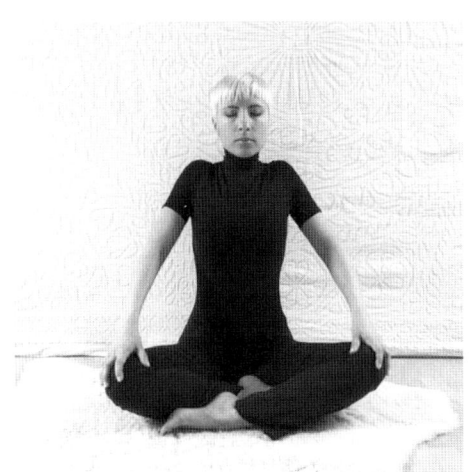

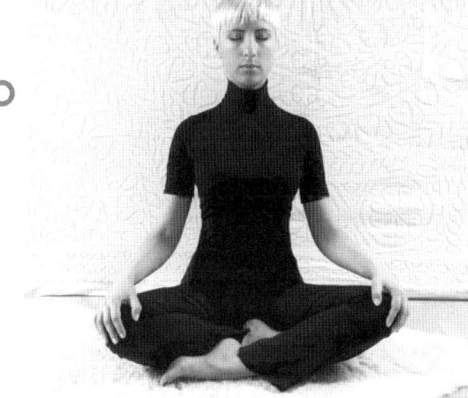

4.

Schulterkreisen im Schneidersitz

Drehen Sie beim Einatmen Ihre Schultern nach vorn, oben und hinten und beim Ausatmen nach unten. Stellen Sie sich vor, dass Sie beim Ausatmen Anspannungen und Ballast von sich abschütteln. Üben Sie dies zwei bis drei Minuten lang, und entspannen Sie.

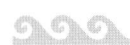

II. Übungsreihen für den Umgang mit verschiedenen Gefühlen

Liebe Leserin, lieber Leser, die Übungsreihen und die Meditationen für den Umgang mit den unterschiedlichen Gefühlen und zum Thema Glück sind von Yogi Bhajan überliefert. Die zusätzlichen Erläuterungen der Autorinnen sind dementsprechend gekennzeichnet.

1. Einheit: Einführung zum Thema Gefühle

Durch Gefühle unterscheiden wir uns

Im Einklang mit sich selbst zu leben ist eine Lebensaufgabe, die kompliziert erscheint und durch Yoga doch ganz einfach wird.

Indem wir uns selbst über die eigenen Gefühle erfahren, können wir uns unter einem neuen Blickwinkel betrachten. Gefühle sind eine natürliche Antwort des Körpers und der Seele auf unsere Bedürfnisse. Leben wir nicht im Einklang mit unseren Gefühlen und Bedürfnissen, so zwingen wir uns zu etwas, was wir nicht wollen. Lernen Sie Ihre Gefühle kennen, welche Beweggründe Sie antreiben und was hinter ihnen steckt. Lernen Sie diese zu benutzen, ohne von ihnen manipuliert zu werden. Wandeln Sie diese Kraft der Gefühle, damit Ihre Bedürfnisse

befriedigt werden. Gefühle sind ein seelisches Empfinden, und in jedem Gefühl spiegelt sich die Seele eines Menschen. Wenn Sie sich das bewusst machen, haben Sie den »Schlüssel zu sich selbst« in den Händen.

Gefühle sind und waren zum Überleben notwendig. Die menschliche Vernunft ist zur Entscheidungsfindung auf Gefühle angewiesen. Das Wort »Gefühl« ist verwandt mit dem Verb »fühlen«. Wir wenden uns dem zu, was uns innerlich berührt. Nur wer fühlt, lebt intensiv und ist lebendig. Einen Menschen, der gefühllos erscheint, empfinden wir als roh und brutal. Als gefühlvolles Wesen sind wir zutiefst menschlich, denn Gefühle zeichnen uns als Menschen aus.

Was in unseren Gedanken geschieht, wird von Empfindungen im Körper begleitet. Gedanken und Sinneseindrücke aktivieren das limbische System, das unbewusst arbeitet und körperliche Reaktionen, wie Herzrasen, Verlangsamung des Pulses, Tränen-, Schweiß- und Speichelfluss hervorruft. Diese Körpersignale veranlassen das Gehirn, Gefühle zu registrieren.

Fragen Sie sich deshalb immer, an welcher Stelle Ihres Körpers und in welchem Körperteil sich ein Gefühl manifestiert, denn Gefühle drücken sich auf einer somatischen Ebene aus. Die Selbstwahrnehmung sollte immer weiter entwickelt werden, genauso wie die Empfänglichkeit für die kleinsten körperlichen Signale.

Auch jede Handlung und jede körperliche Aktivität wirken sich auf den Geist und die Seele aus. Rauchen wir z. B. Zigaretten, hüllen wir uns in blauen Dunst und vernebeln uns so die klare Sicht. Aus diesem Grund können wir den Weg zu uns selbst nur beschreiten, wenn wir auch auf unser Verhalten achten.

Negative Gefühle belasten unsere Gesundheit, machen uns krank und rauben uns Lebensfreude. Wir können sie als Hilferuf der Seele verstehen, als ein Appell, genauer hinzuschauen, sich dem Selbst zuzuwenden und alles wieder in Balance zu bringen. Wichtig ist es, seine Gefühle nicht in gut oder schlecht einzuteilen oder zu bewerten, sondern sie zu akzeptieren. Sie sind ein momentaner Ausdruck und ein Teil des Menschen.

Gefühle beschreiben, wie wir unser Leben bewältigen und welche Strategien wir wählen. Kernspintomografische Aufnahmen beweisen, dass unser Gehirn nicht nur beim Denken, sondern auch beim Fühlen aktiv ist.

Wenn Gefühle blockiert sind, ist die Verbindung zwischen Fühlen und Denken unterbrochen. Deshalb sollten wir uns den Gefühlen nicht einfach hingeben, sondern prüfen, was dahintersteckt und was die Seele ausdrücken will. Indem wir an einer Veränderung der Sichtweise und der Einstellung arbeiten, können wir

die eigenen Gewohnheiten in kleinen Schritten verändern und Abstand zu den schwierigen Gefühlen gewinnen. Wir lernen, sie als Teil unseres Lebens anzuerkennen und sie uns bewusst zu machen. Dazu müssen wir im Hier und Jetzt wahrnehmen, was geschieht, ohne zu bewerten und zu beurteilen. Das ist die Aufgabe der neutralen Geisteshaltung.

Welches Bedürfnis steckt wirklich hinter einem Gefühl? Hinter jedem Gefühl stecken eine Botschaft und ein Bedürfnis. Hinter Wut kann z. B. Trauer stecken, nicht verstanden, nicht beachtet oder nicht wertgeschätzt zu werden. Aber negative Gefühle können auch Vorteile bringen, und manchmal ist der Nutzen scheinbar größer, z. B.

können wir durch Depressionen auch Zuwendung und Aufmerksamkeit erhalten. Wir verändern uns nur, wenn es sich für uns lohnt, wenn uns etwas unter Druck setzt oder wenn uns etwas extrem unangenehm ist. Fragen Sie sich also immer, welchen Vorteil oder Nutzen Ihnen ein negatives Gefühl bietet.

Gefühle sind vergänglich, kommen und gehen in bestimmten Rhythmen. Sie setzen eine andauernde Auseinandersetzung und Arbeit mit ihnen voraus. Eine positive Grundeinstellung ist auf jeden Fall förderlich, denn negative Gefühle und destruktive Gedanken bilden einen Teufelskreis. Jedes negative Gefühl blockiert uns und weist uns in unsere Grenzen. Wir wollen versuchen, innere Begrenzungen aufzulösen, indem wir zu unseren Gefühlen stehen. So erfahren wir, wieso und woher sie stammen. Wenn wir ihre Bedeutung aufarbeiten, lassen wir sie nicht übermächtig werden.

Es gilt, Verständnis für die Regungen der Seele aufzubringen, sich aber nicht hemmungslos gehen zu lassen oder in Gefühle zu flüchten, sondern Verantwortung für das Verhalten zu übernehmen und offen zu bleiben für Veränderungen. Das ist die Basis für die Übernahme von Eigenverantwortung.

Wir leben mit Bildern, die wir uns von anderen Menschen oder einer Situation machen. Unsere Psyche ist häufig träge, deshalb ändern wir unsere Meinungen und Erwartungen nur schwer. Wir sollten uns bewusst machen, dass Gefühle nicht die Wirklichkeit sind, sondern ein Teil unserer Vorstellung. Wenn wir alles mit allen Sinnen neu erfahren, öffnen wir uns, arbeiten gegen die Vereinfachung der Wirklichkeit und entfernen uns vom kategorisierenden Denken.

Nehmen wir eine Situation wahr, löst diese in uns ein Gefühl aus, dies nennt man den Gefühlsauslöser. Dieser setzt eine Gefühlsreaktion frei, die wiederum eine körperliche Reaktion bewirkt. Emotionen aktivieren die Nervenzellen im Frontalhirn. Dieser Teil des Gehirns ist eng mit unserem limbischen System verbunden, das

Hormone, unsere Wahrnehmung, unbewusste Reaktionen und Emotionen steuert. Der Übergang zwischen Gedanken, Gefühlen und Körperempfinden ist fließend.

Auch verschiedene Süchte können ihren Ursprung in negativen Gefühlen haben. Durch übermäßiges Essen oder Frustkäufe kompensieren wir ungute Gefühle und verstärken so das Minderwertigkeitsgefühl.

Gezielte Bewegungen aus dem Yoga fördern die Aufarbeitung von Gefühlen, sodass diese an Intensität verlieren, und trainieren die Eigenwahrnehmung. Überwältigen uns die Gefühle, so können wir nicht mehr klar denken. Bewegung ist das richtige Mittel für den Abbau von heftigen Gefühlen, denn die Durchblutung der Lungen und der Sauerstofftransport im Blut werden angeregt. So gelangt mehr Sauerstoff zu unseren Gehirnzellen.

Negative und einengende Energien wandeln wir um, damit wir an Kraft gewinnen und handeln können. Gefühle können als Motor dienen, damit wir daraus Stärke gewinnen und Dinge bewegt und verändert werden.

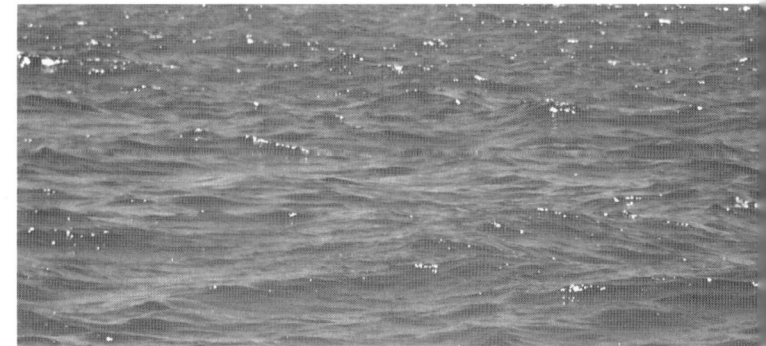

Übungsreihe

für das Drüsensystem

(Die Drüsen: Ihre Stimmungen –
Ihr Schicksal)

Mit der Übungsreihe »Ihre Stimmungen – Ihr Schicksal« erhalten Sie Übungen, die das Drüsensystem beeinflussen und es ausbalancieren. Yogi Bhajan bezeichnete die Drüsen als »die Wächter unserer Gesundheit«.

Machen Sie jede Übung ein bis drei Minuten lang, spüren Sie nach, und entspannen Sie kurz.

1.

Setzen Sie sich in den Schneidersitz, die Hände liegen in *Gyan Mudra* auf den Knien. Senken Sie den Kopf, und führen Sie Ihr Kinn über den oberen Bereich des Brustkorbs. Atmen Sie ein, wenn das Kinn von der rechten zur linken Schulter bewegt wird. Atmen Sie aus, wenn das Kinn von der linken zur rechten Schulter gleitet.

Diese Übung massiert Ihre Schilddrüse.

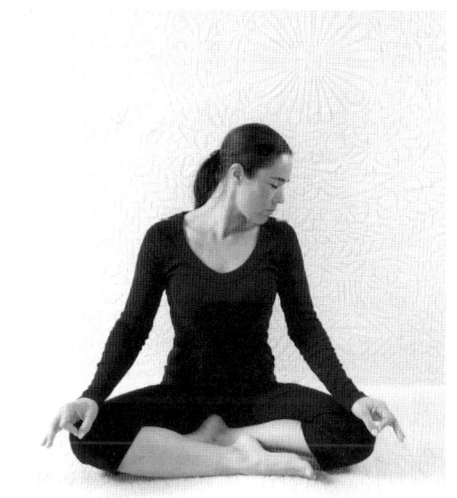

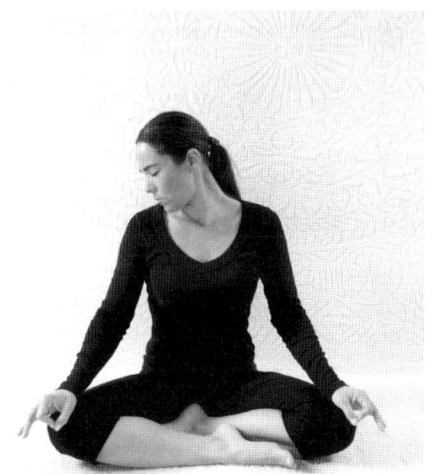

2.

Im Schneidersitz strecken Sie die Arme seitlich parallel zum Boden aus. Die Hände sind in *Gyan Mudra*, die Handflächen schauen nach oben. Neigen Sie den Kopf nach hinten, und beginnen Sie mit dem Feueratem.

Diese Übung regt Ihren Drüsenmeridian an und aktiviert die Schilddrüse.

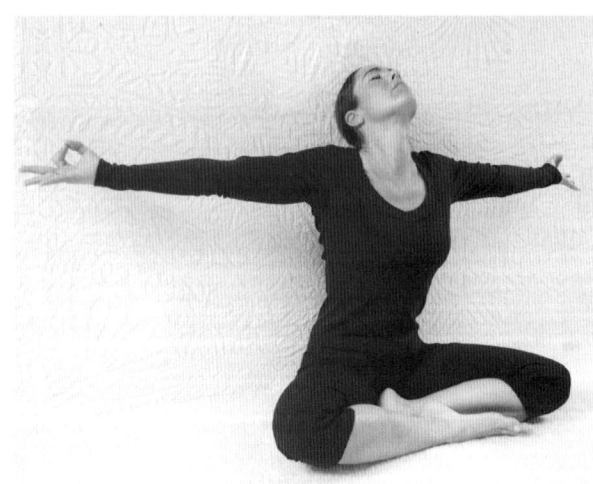

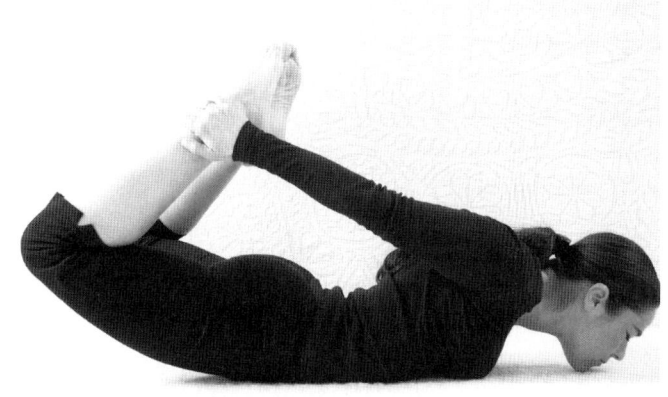

3.

Legen Sie sich auf den Bauch, und umgreifen Sie mit den Händen die Fußgelenke. Während das Kinn auf dem Boden ruht, ziehen Sie die Beine nach oben, sodass die Oberschenkel sich leicht heben. Konzentrieren Sie sich auf den Punkt zwischen den Augenbrauen.

Diese Übung aktiviert die Hypophyse.

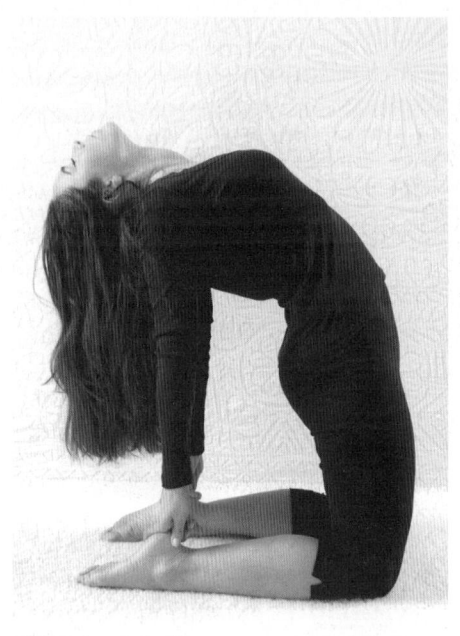

4.

Kommen Sie auf die Knie, und beugen Sie sich nach hinten. Wenn Sie es können, umfassen Sie Ihre Fersen und drücken Ihre Hüften nach vorn. Sollte Ihnen dies nicht gelingen, stützen Sie sich mit den Händen am unteren Rücken ab. Legen Sie den Kopf in den Nacken, und machen Sie in dieser Position den Feueratem.

Diese Übung regt die Durchblutung Ihrer Nebennieren an.

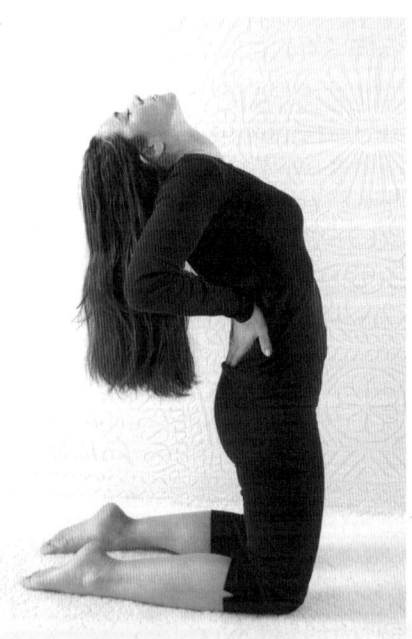

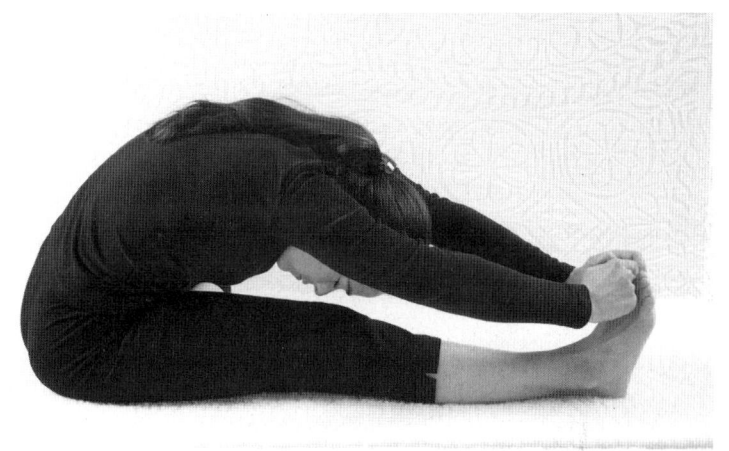

5.

Im Sitzen strecken Sie das rechte
Bein nach vorn aus und winkeln das
linke an, sodass Sie mit dem linken
Fuß die Innenseite des rechten Ober-
schenkels möglichst weit oben berühren. Greifen Sie mit beiden Händen
Ihren rechten Fuß, umfassen Sie mit
dem Zeige- und dem Mittelfinger den
großen Zeh, und drücken Sie mit dem
Daumen auf den Zehennagel. Mit dem
langen, tiefen Atem lassen Sie sich
über das gestreckte Bein nach vorn
sinken und verweilen in der Position.
Anschließend wechseln Sie die Seiten.

*Diese Übung regt die Epiphyse und die
Hypophyse an.*

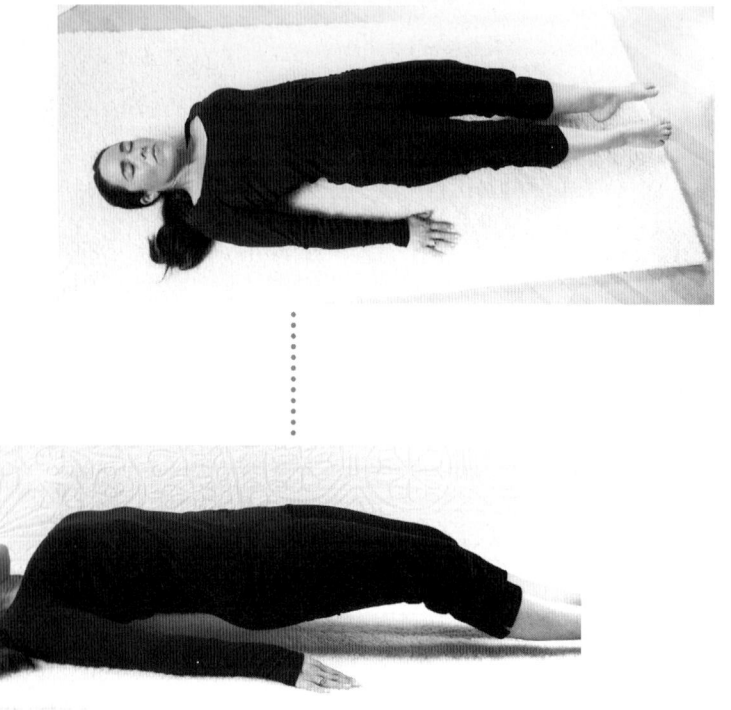

6.

Legen Sie sich auf den Rücken, die Arme sind neben Ihrem Körper. Strecken Sie die Zehen, und heben Sie beim Einatmen die Hüften und den Rumpf so weit, bis Becken und Oberkörper einen flachen Bogen von den Zehenspitzen bis zu den Schultern bilden. Beim Ausatmen lassen Sie den Körper auf die Matte sinken.

Wiederholen Sie diese Bewegung ein bis drei Minuten.

Diese Übung stärkt die Rückenmuskulatur.

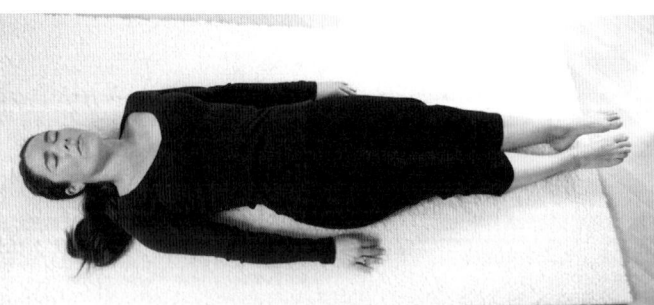

7.

Im Sitzen winkeln Sie die Knie an und stellen die Füße in Hüftbreite auf den Boden. Stützen Sie sich mit den Händen hinter sich ab, die Fingerspitzen zeigen nach hinten. Beim Einatmen heben Sie die Hüften nach oben, bis der Rumpf sich parallel zum Boden befindet. Beim Ausatmen lassen Sie den Körper wieder sinken, jedoch nicht bis ganz auf den Boden.

Wiederholen Sie diese Bewegung ein bis drei Minuten.

Diese Bewegung wirkt entspannend und lässt die Energie im Rückenmarkskanal besser fließen.

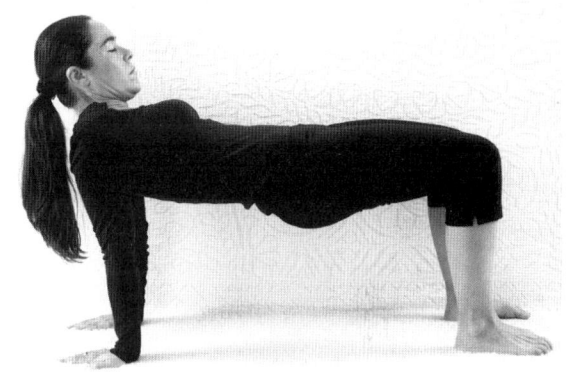

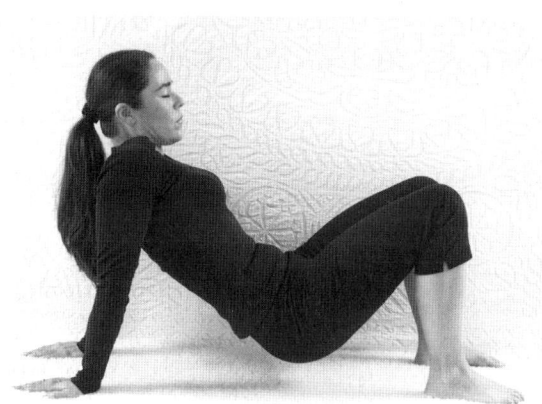

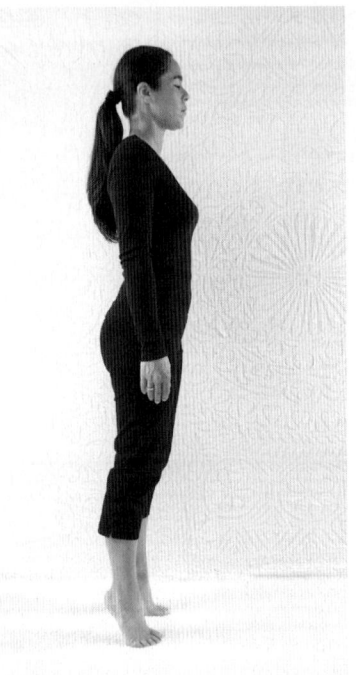

8.

Stehen Sie auf, und stellen Sie sich beim Einatmen auf die Fußspitzen. Beim Ausatmen rollen Sie Ihre Füße ab, bis sie wieder flach auf dem Boden stehen.

Wiederholen Sie diese Bewegung ein bis drei Minuten.

Diese Übung dient der Erdung, weil Sie damit eine Verbindung zwischen sich und der Erde herstellen.

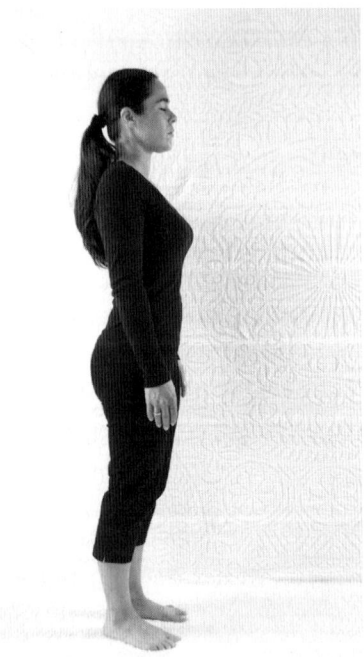

9.

Stellen Sie sich für die gesamte Übung auf die Zehenspitzen. Während Sie einatmen, heben Sie ein Knie an und setzen das Bein beim Ausatmen wieder auf den Boden. Heben Sie abwechselnd das linke und das rechte Bein.

Wiederholen Sie diese Bewegung ein bis drei Minuten.

Diese Übung trainiert das Gleichgewicht.

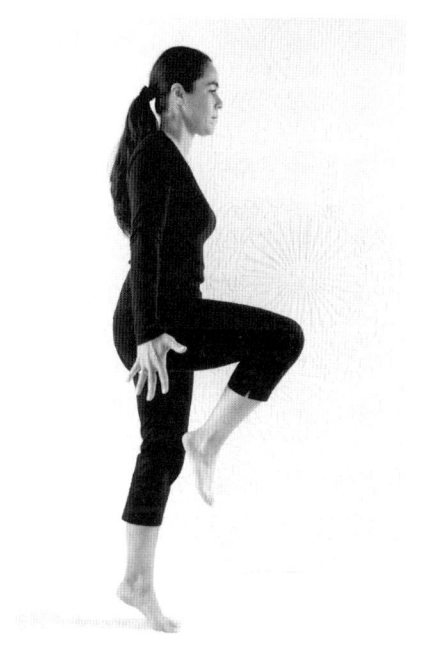

Legen Sie sich auf den Rücken, und entspannen Sie für 10–15 Minuten.

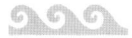

Meditation
für emotionales Gleichgewicht
(Emotional Balance)

Diese Meditation ist besonders geeignet, wenn Sie sich Sorgen machen, ratlos oder emotional aufgewühlt sind. Wenn Sie Ihre emotionale Balance verloren haben und nicht mehr fokussiert sind, sollten Sie klares Wasser trinken und Ihre Atmung verlangsamen. Ein Wasserungleichgewicht im Körper und ein Druck auf den Nieren können Sie besorgt und aufgewühlt werden lassen.

Normalerweise atmen wir 15-mal in der Minute. Wenn wir die Atmung auf vier Atemzüge pro Minute verlangsamen, erhalten wir indirekt Kontrolle über unseren Geist und lösen uns von unserem zwanghaften Verhalten.

Weil Sie bei dieser Meditation Wasser trinken und die Schultern anheben, verlangsamen Sie Ihre Gehirnaktivität.

Erläuterung der Autorinnen:
Unsere Erfahrung mit dieser Meditation zeigt, dass sie wiederkehrende Denkmuster unterbricht und eine innere Ausgeglichenheit den Körper erfüllt. Dadurch wird eine ruhige, geistige Verfassung aufgebaut, egal wie hektisch es in der Außenwelt zugeht.

Bevor Sie diese Meditation machen, trinken Sie ein Glas Wasser.

Setzen Sie sich mit aufgerichteter Wirbelsäule in den Schneidersitz, kreuzen Sie die Arme vor der Brust, und legen Sie die Hände in die Achselhöhlen. Die Handflächen weisen zum Oberkörper, die Daumen zeigen nach oben. Schließen Sie die Augen.

Ziehen Sie nun die Schultern so hoch Sie können, strecken Sie den Nacken, und drücken Sie das Kinn gegen den Hals, ohne dabei den Kopf nach vorn sinken zu lassen. Pressen Sie Ihre Kehle zusammen.

Die Atmung wird während der Meditation automatisch langsamer. Beginnen Sie mit drei Minuten, und steigern Sie sich langsam auf elf Minuten.

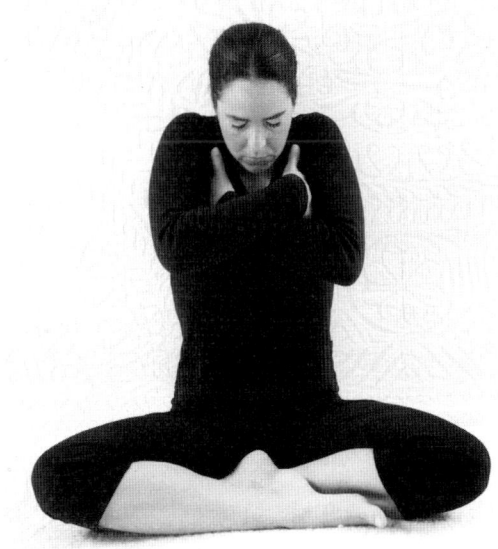

Tipps, um mit
Gefühlen umzugehen

··· Vertiefen Sie sich in eine bewusste und konzentrierte Atemführung.

··· Achten Sie auf eine ausgewogene Ernährung, essen Sie z. B. viel Gemüse und Obst.

··· Musik ist Balsam für die Seele. Wählen Sie eine Musik aus, die zu Ihrer momentanen Stimmung passt.

··· Nehmen Sie sich Zeit und Muße, wenn Sie in sich hineinhorchen.

··· Trinken Sie viel klares Wasser, denn Wasser bringt alles in Ihrem Körper zum Fließen.

··· Umgeben Sie sich mit Wasser, indem Sie duschen oder baden.

··· Was können Sie für sich tun, damit es Ihnen besser geht? Sorgen Sie für sich!

··· Spüren Sie die Magie, die sich hinter jedem Gefühl verbirgt.

··· Nehmen Sie sich vor, bewusst von fixierten Vorstellungen und starren Urteilen loszulassen.

··· Nehmen Sie sich vor, bewusst Herausforderungen und beängstigendes Neues zuzulassen.

··· Lassen Sie Gelassenheit und Gelöstheit mit jedem Atemzug in sich einströmen.

··· Machen Sie sich bewusst, dass sich durch Gefühle Ihre Haltung zum Leben ausdrückt. Wie sind Ihre Gefühle, und wie ist Ihre Haltung zum Leben?

- Gefühle sind ein Teil Ihrer Persönlichkeit, lernen Sie sich selbst kennen. Nehmen Sie sich wahr, und vertrauen Sie Ihrer Intuition, Ihrer Ahnung.

- Fragen Sie sich, ob das wahrgenommene Gefühl wirklich zu Ihnen passt und ob es tatsächlich Ihrer Person entspricht.

- Fragen Sie sich, ob Ihre emotionale Bewertung einer Situation angemessen ist. Fühlt sich diese Bewertung stimmig an?

- Ziehen Sie rechtzeitig Ihre »Notbremse« (z. B. durch Atmung, Standortwechsel, Joggen), und lassen Sie sich nicht von negativen Gefühlen überwältigen.

- Sensibilisieren Sie Ihr Frühwarnsystem durch Yoga und Meditation für die ersten Anzeichen eines unguten Gefühls, bevor die »orkanartigen Böen« des Gefühls Sie entwurzeln.

- Sagen Sie sich selbst: »Es ist, wie es ist.« Machen Sie das Beste aus der Situation.

2. Einheit:
Unterschied zwischen Gefühl und Emotion

Sich nicht in Emotionen verlieren

Gefühle empfinden wir im Augenblick. Die Frage, die sich stellt, lautet: »Was genau fühle ich in diesem Moment?« Zur Erforschung eines gegenwärtigen Gefühls müssen wir uns aus dem aktuellen Geschehen zurückziehen, alles um uns herum ausblenden und auf eine Reise nach innen gehen. Lassen wir alle Bilder und Visionen zu, so kommen wir unserer Seele näher und erfahren, welche Bedürfnisse hinter den Gefühlen stehen.

Jede Emotion ist eine Reaktion und beruht auf unseren eigenen Einstellungen und Erfahrungen. Jede Erfahrung ist individuell und einzigartig. Eine Handlungsweise hängt einerseits von unseren angeborenen Eigenschaften ab (bin ich eher ein Choleriker oder ein Phlegmatiker?). Andererseits beruht sie auf dem Repertoire an Erfahrungen, die bis zu dem gegenwärtigen Augenblick gemacht wurden, und auf der momentanen Gemütsverfassung.

Emotionen stammen aus der Vergangenheit, und somit können Fragen der Gegenwart durch sie beantwortet werden. Jeder Mensch hat seine eigene Vorgeschichte, deshalb resultieren die Hintergründe von Reaktionsweisen aus der eigenen Geschichte bzw. den erlernten Kindheitsmustern.

Emotionen binden uns an gestrige Erlebnisse, an eingefahrene Denkmuster oder Generationen überdauernde Familiengeschichten. Wir sind emotional in eine frühere Zeit eingebunden und nicht in der Gegenwart präsent.

Eine emotionale Reaktion resultiert aus der Interpretation und der Bewertung einer Situation. Die Denkmuster und die erworbenen Fähigkeiten, mit einer Situation umzugehen, stammen aus unserer Lebenserfahrung und den Gedanken über eine Situation. Was wir in unserer Umgebung wahrnehmen und wie wir etwas bewerten und einordnen, hängt von den Emotionen ab, durch die wir in der Kindheit geprägt wurden, der persönlichen Konditionierung. Hinter Emotionen können frühkindliche Muster, Verletzungen oder eine tiefe Verunsicherung stehen.

Bestimmte Anlässe oder Reaktionen von anderen Menschen rufen in uns Erinnerungen hervor. Diese können nicht nur physisch unseren Körper auf »Hochtouren« bringen, sondern schlagen auch in unserem Gedächtnis die entsprechenden »Saiten« an, die unsere Seele berühren. Emotionen stammen aus einer tiefen, unbewussten Schicht.

Starke Emotionen können den Blick so beeinträchtigen, dass die Realität nicht mehr klar wahrgenommen und vieles ausgeblendet wird. Zusätzliche Informationen aus der Umgebung werden ignoriert, damit die eigene Sichtweise beibehalten werden kann. Es fühlt sich an, als sei man mental in einer »Sackgasse« gefangen, ohne jeglichen Ausweg. Werden solche Emotionen nicht hinterfragt, kehren sie in bestimmten Situationen immer wieder.

Viele Ereignisse reißen tiefe Wunden in unser Seelenleben. Damit wir diese schließen können, in der Hoffnung, sie zu heilen, stürzen wir uns in ähnliche Situationen oder suchen Menschen, die diese Emotionen in uns wieder aufleben lassen. Lassen Sie Wut beispielsweise nicht zu, so begegnen Ihnen häufig Menschen, die Ihre Wut hemmungslos ausleben. Doch durch ein unbewusstes Abreagieren und Ausleben von Emotionen heilen wir unsere Verletzung nicht und können auch nicht den Ballast der Vergangenheit abwerfen.

Hinter unserer sichtbaren Persönlichkeit steckt noch eine andere, scheinbar unsichtbare Persönlichkeit. Sie ist der Wesenskern oder auch das Selbst. Es gibt Belastungen aus der Vergangenheit, die Enttäuschungen und Blessuren in unserem Leben hinterlassen. Diese legen sich wie machtvolle Schatten auf unser Bewusstsein und verhindern, dass wir an unser wahres Selbst gelangen. Solange die Erlebnisse und die damit verbundenen Emotionen nicht aufgearbeitet werden, werden wir immer wieder mit ihnen konfrontiert. Wenn Sie in Ihre Lebensgeschichte eintauchen, nehmen Sie Verbindung zu Ihrer Seele auf. Lassen Sie sie antworten, damit Sie individuelle Motive erkennen und Impulse und Orientierungen erforschen können.

Ist es nicht ein wunderschönes »Aha-Erlebnis«, wenn Sie endlich wissen, warum bestimmte Situationen oder Personen Sie regelmäßig »auf die Palme bringen«? Sie fühlen sich Ihren Gefühlen nicht mehr hilflos ausgeliefert, sondern verstehen, weshalb diese auftauchen und Probleme verursachen.

Aus yogischer Sicht kommen wir immer wieder auf diese Welt zurück, bis wir unser Karma, unser Schicksal, abgearbeitet haben. Emotionen können auch aus einem früheren Leben stammen. Vielleicht haben Sie auch eine Traurigkeit mitgebracht, die Sie sich nicht erklären können.

Bei den Übungen geht es nicht darum, wie wir besser mit schwierigen Emotionen umgehen, sondern darum, wie wir uns durch Yoga, Meditation und Selbstcoaching von negativen und einengenden Gefühlen befreien. Ziel ist es, eine erhöhte Aufmerksamkeit und Bewusstheit der eigenen Körperprozesse zu erhalten. Eine konzentrierte Wahrnehmung ermöglicht es uns, dem nachzuspüren, was die Seele sucht, und gleichzeitig mehr Bewusstsein über unseren Wesenskern zu erlangen. Denn Wissen ist die Basis für Veränderung, und Bewusstheit ist der erste Schritt auf dem Weg der Veränderung.

Durch Yoga-Übungen und verfeinerte Entspannungstechniken können Sie sich von negativen und übermächtigen Gefühlsaufwallungen distanzieren. Wir wollen die möglichen Ursprünge von Gefühlsverwirrungen klären durch die Suche nach den Gründen und den Ausgangspunkten dieser Regungen. Dies erreichen wir durch Meditation, die das Unterbewusstsein öffnet. In das Unterbewusstsein sinkt alles, was wir nicht verarbeiten können, und es beeinflusst uns von dort.

Emotionen sollten nicht als belastend angesehen werden, sondern als Chance, ungeahnte Kräfte zu mobilisieren und selbst frei zu werden.

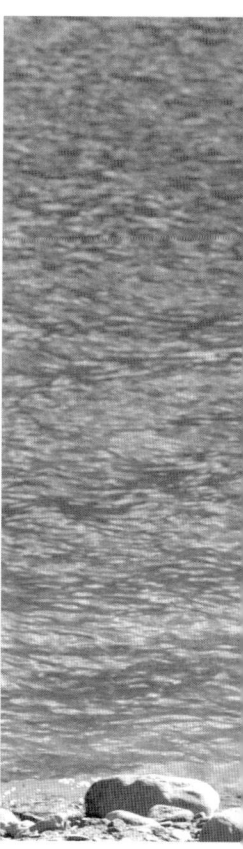

Übungsreihe

Steuerung der Steuerzentrale des Drüsensystems
(Commanding the Commandcenter
of the Glandular System)

Wir befinden uns in einem großen Wandel der Zeit. Diese Turbulenzen machen bewährte und überlieferte Strategien uneffektiv. Mit dieser Übungsreihe finden Sie die Ruhe, die Klarheit und die Sicherheit inmitten des Chaos. Praktizieren Sie diese Übungsreihe, damit Sie wieder freudvoll auf den »Wellen der Zeit« reiten können und spüren, wann Sie handeln und wann Sie ruhen sollten.

Machen Sie jede Übung ein bis drei Minuten lang, spüren Sie nach, und entspannen Sie kurz.

1.

Setzen Sie sich in den Schneidersitz, strecken Sie den rechten Arm auf Schulterhöhe parallel zum Boden nach vorn aus. Die Handfläche weist nach unten. Winkeln Sie den linken Ellbogen an, und legen Sie die linken Fingerspitzen in einem 90°-Winkel auf die Stirn zwischen den Haaransatz und die Nasenwurzel. Strecken Sie den Daumen nach oben. Schließen Sie die Augen, und bewegen Sie Ihren Nabel, so schnell Sie können, kräftig vor und zurück. Wenn Sie möchten, machen Sie die Feueratmung. Lassen Sie diese Nabelbewegung so kräftig werden, dass Ihr gesamter Körper sich mitbewegt.

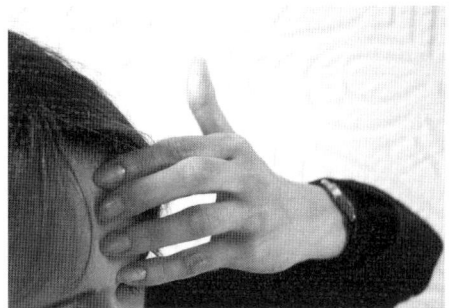

Beenden Sie diese Übung, indem Sie drei tiefe Atemzüge machen, danach atmen Sie noch einmal tief ein und wieder aus, und setzen Sie mit der Atmung zehn Sekunden lang aus. Spannen Sie dabei alle Muskeln im Körper an. Atmen Sie anschließend ein, und wiederholen Sie diese Atemfolge zweimal.

Mit dieser Übung reinigen Sie Ihr Unterbewusstsein.

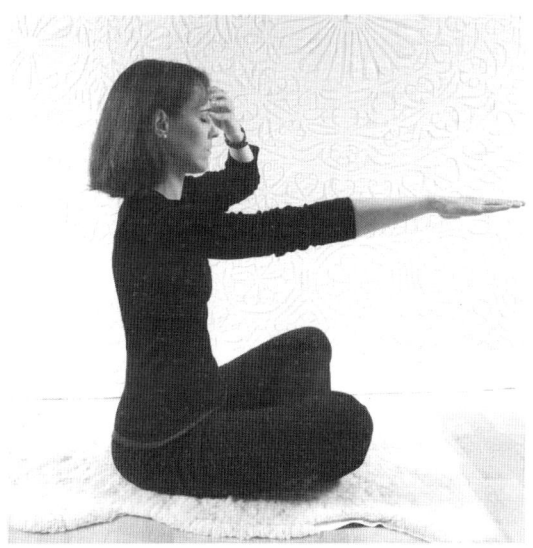

2.

Strecken Sie Ihre Arme nach vorn aus, die Ellbogen sind leicht gebeugt. Die Handflächen zeigen nach oben und bilden eine Schale. Legen Sie den Kopf ein wenig nach hinten, öffnen Sie den Mund, und entspannen Sie die Lippen und die Zunge. Bewegen Sie den Nabel energisch vor und zurück.

Sie beenden die Übung, indem Sie einatmen, den Atem 20 Sekunden anhalten, die Backenzähne aufeinanderpressen, und den Kiefer anspannen. Danach atmen Sie aus und entspannen. Wiederholen Sie diese Abfolge zweimal.

Die Übung massiert Ihre Schilddrüse und aktiviert die Nabelenergie.

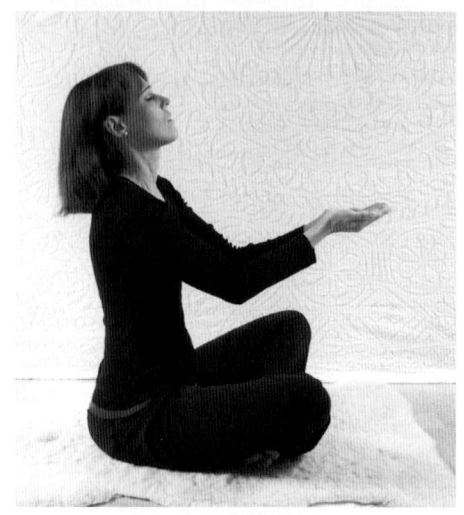

3.

Breiten Sie Ihre Arme seitlich aus, atmen Sie ein, halten Sie den Atem an, so lange Sie können, und überkreuzen Sie die Hände schnellstmöglich vor Ihrer Brust. Abwechselnd sollte einmal die rechte Hand, das nächste Mal die linke Hand vorn liegen. Atmen Sie aus, atmen Sie wieder ein, und beginnen Sie erneut mit den Armbewegungen.

Mit dieser Übung reinigen Sie Ihr Unterbewusstsein.

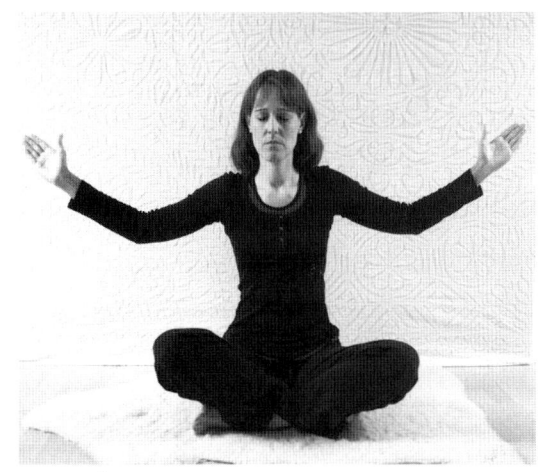

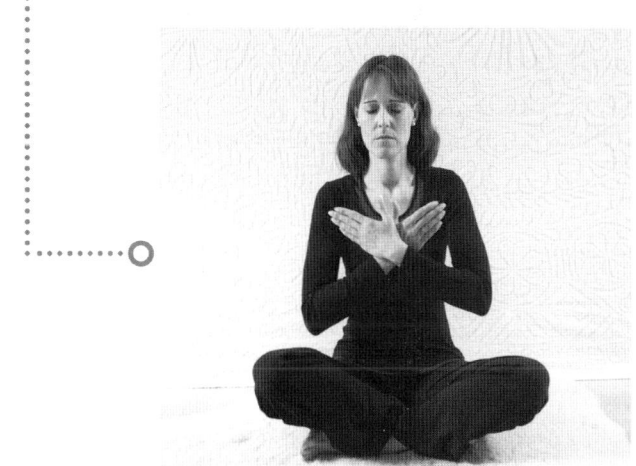

Legen Sie sich auf den Rücken, und entspannen Sie für 10–15 Minuten.

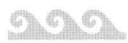

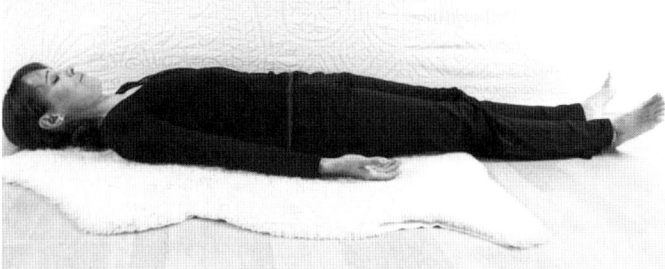

Meditation,
um bei sich selbst anzukommen

Mit diesem Mantra können Sie sich von Negativität in Ihnen selbst und in Ihrer Umgebung befreien und furchtlos Unbekanntem entgegenblicken. Dieses Mantra verhilft Ihnen zu innerem Frieden und Selbstachtung.

Beginnen Sie mit drei Minuten, und verlängern Sie die Meditation nach und nach auf elf oder 31 Minuten.

Setzen Sie sich mit aufgerichteter Wirbelsäule in den Schneidersitz. Heben Sie beide Hände auf Herzhöhe, die Handflächen zeigen nach oben. Der rechte Handrücken ruht in der linken Hand, die Daumen berühren sich und sind nach vorn gerichtet.

Atmen Sie tief ein, und singen Sie das Mantra:

Aap Sahaai Hoa
Satsche Daa Satsche Dhoa
Har Har Har

Sinngemäß bedeutet es: »Wenn ich in mir zu Hause bin, bin ich überall zu Hause.« Die wörtliche Übersetzung lautet: »Der Herr selbst ist zu meinem Beschützer geworden. Der Wahrste der Wahren hat sich meiner angenommen. Gott, Gott, Gott.«

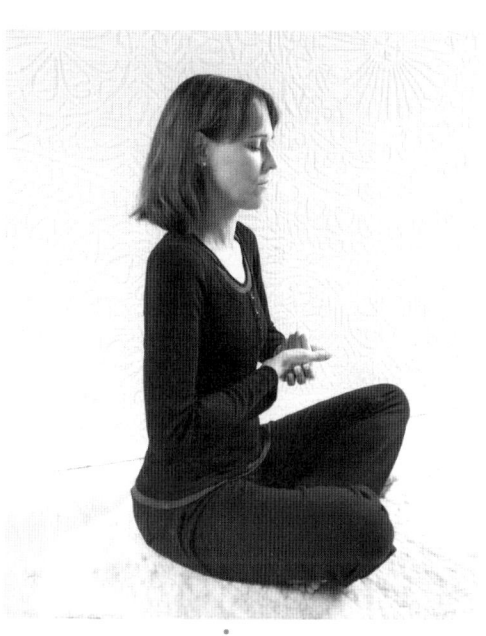

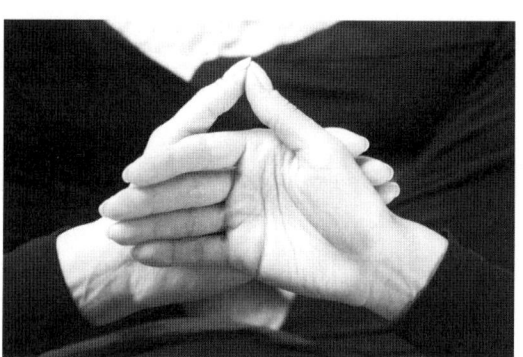

Tipps, damit Sie Ihren
Gefühlen nicht mehr ausgeliefert sind

··· Binden Sie Ihren Geist an ein Mantra. Beim Einatmen denken Sie z. B. an Sat und beim Ausatmen an Nam.

··· Blicken Sie auf Ihre Nasenspitze. So durchtrennen Sie endlose Gedankenspiralen.

··· Wählen Sie eine Meditation aus, die zu Ihrem Thema passt, und üben Sie diese 40 Tage lang. Damit verändern Sie Ihre negativen Gedanken und Gefühlsmuster.

··· Machen Sie 31 Minuten Sat Kriya (siehe Seite 158).

··· Alle Atemübungen wirken auf die emotionalen Zustände.

··· Überlegen Sie, welche Veränderung in Ihrem Leben helfen würde, damit Ihre Emotionen nicht mehr so heftig sind.

··· Lösen Sie erstarrte Emotionen über Bewegung auf, befreien Sie sich durch rhythmisches Stampfen oder schwingendes Tanzen.

··· Hören Sie Gong-Meditation, die Ihr Unterbewusstsein reinigt.

··· Negative Gefühle bedeuten Stress, Blockaden und Anspannung für den Körper. Wie können Sie sich am besten entspannen und Stress abbauen? Gehen Sie immer bewusst in die Entspannung, wenn sich negative Gefühle aufbauen.

··· Gefühle zeichnen sich auch auf dem Gesicht ab. Sorgen oder Zorn graben sich mit deutlichen Linien ins Gesicht. Betrachten Sie Ihr Gesicht im Spiegel, und lassen Sie es auf sich wirken.

··· Da sich Ihre Gefühle auf dem Gesicht zeigen: Lächeln Sie viel, und beschäftigen Sie sich mit freudigen Dingen im Leben.

··· Versuchen Sie, nicht in Gefühlen stecken zu bleiben, sondern bestimmte Bereiche Ihres Lebens durch Perspektivwechsel anders wahrzunehmen und entsprechend zu handeln.

3. Einheit: Ärger

Ich lasse den Ärger nicht ärger werden

Je weniger Giftstoffe und belastende Gefühle sich in Ihnen befinden, desto stabiler sind Sie emotional. Bei Aggression steigt nachweislich der Säurespiegel im Magen. Umgangssprachlich kennen wir auch die Redewendung »sauer werden«. Ärger kann die Entstehung von Herz- und Schlaganfällen und psychosomatischen Beschwerden begünstigen, und wir reagieren mit Stresssymptomen, wie z. B. einer erhöhten Herzfrequenz und Schweißbildung. 80% unserer pranischen Energie, unserer Lebensenergie, verschwenden wir in Fprm von schwierigen Gefühle, anstatt unser vorhandenes Potenzial optimal zu nutzen.

Es ist wichtig, die Dinge stärker mit dem inneren als mit dem äußeren Blick zu betrachten. Alles um Sie herum spiegelt sich wider, es ist ein Spiegelbild Ihres Selbst. Das Unterbewusstsein zieht bestimmte Umstände und Ereignisse an, die bearbeitet werden möchten. Das Gefühl Ärger bringt viel an die Oberfläche, womit Sie sich auseinandersetzen und womit Sie zurechtkommen sollten.

Obwohl man weiß, dass Ärger dem Körper schadet und wir uns unangenehm fühlen, verursacht das limbische System diese Gefühle. Das limbische System ist eine Funktionseinheit des Gehirns, die Hormone, unbewusste Reaktionen und Emotionen steuert und für die emotionale Bewertung zuständig ist.

Auch unterdrückten Ärger sollten Sie zutage fördern, damit Sie ihn erkennen. So schützen Sie Ihren Körper vor Verspannungen oder Magengeschwüren. Spontaner Ärger ist ein reaktives Gefühl, das aus Gedanken und inneren Bildern entsteht. Es ist somit ein Produkt unserer Denkweise beziehungsweise wird durch unsere innere Stimme und persönliche Sichtweise ausgelöst. Vieles wird einzig und allein durch unsere Gedanken hervorgerufen. Sie sind es, die den Ärger zulassen, und der Ärger manipuliert Sie. Die Schriftstellerin Anaïs Nin beschrieb dies mit folgenden Worten: »Wir sehen die Dinge nicht, wie sie sind. Wir sehen sie so, wie wir sind.«

Aus dem Gefühl des Ärgers können ungünstige Bewältigungsstrategien entstehen, die nicht zu einem befriedigenden Ergebnis führen. Ziel sollte sein, sich so wenig wie möglich zu ärgern bzw. »vergiften« zu lassen. Stellen Sie einen bewussten Abstand zwischen sich und dem Ärgernis her, dann kann Ihre neutrale Geisteshaltung besser arbeiten. So finden Sie eine positive Selbstbeeinflussung gegen Ärger und durchbrechen Ihre negative Orientierung. Sie werden nicht mehr von Ihrer subjektiven Wahrnehmung beherrscht, die die Wirklichkeit verzerrt.

Mit Souveränität, die Sie durch Yoga, Meditation und Selbstcoaching entwickeln, lassen sich Perspektivwechsel einleiten und Gewohnheiten ablegen. Wir folgen nicht unserem »normalen« Handlungsimpuls, sondern durchbrechen den gewohnten Kreislauf. Es wird das nach außen gebracht, was sich sonst im Inneren abspielt und in Endlosschleifen wiederholt.

Indem Sie sich von dem Gefühl des Ärgers befreien, heben Sie Ihre Begrenzung auf, schaffen einen ungewohnten Raum und lassen Neues zu. Sie können souverän über Ihre Gefühle bestimmen und werden nicht von ihnen getrieben. Hierzu gehört z. B., Sichtweisen und Erfahrungen anderer Menschen anzuerkennen oder Dinge ohne Widerstand zu akzeptieren, die nicht verändert werden können.

Ärger besitzt eine enorme Antriebskraft. Wenn wir angetrieben werden, kommt innerlich etwas in Bewegung und stellt sich äußerlich als Gefühl dar. Diese freigesetzte Energie sollten wir nicht in Reaktionen verpuffen lassen, sondern für förderliche Aktionen nutzen. Dann sind Sie nicht mehr ein willenloser Spielball Ihrer Umgebung oder scheinbar hilflos Übergriffen von anderen ausgesetzt, sondern nehmen Ihr Leben selbst in die Hand. Nutzen Sie diese gewonnene Kraft, und machen Sie das Unmögliche möglich.

Sie können mit Ärger auch zurechtkommen, wenn Sie sich eine »dickere« Fell zulegen. In manchen Fällen wäre es hilfreich, wenn wir nicht allzu zart besaitet wären und eine gewisse Dickhäutigkeit besäßen.

Wenn wir das Durchhaltevermögen stärken, können wir auch aufreibende Situationen besser durchstehen. Eine gewisse Robustheit schützt uns davor, in »Ärgerfallen« zu tappen.

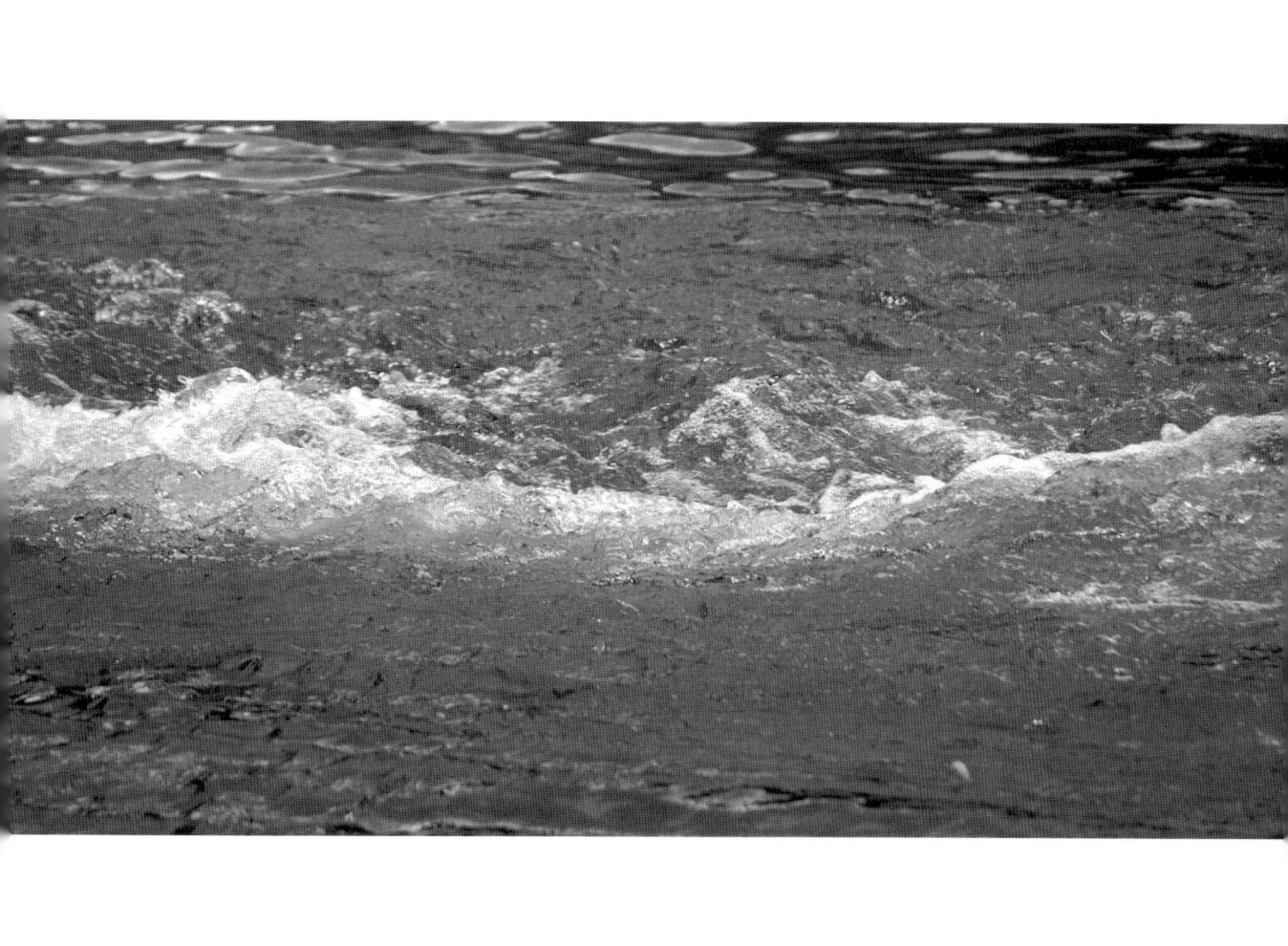

Übungsreihe

gegen Negativität
(For Negativity)

Erläuterung der Autorinnen:
Wenn Sie in sich eine gewisse Negativität verspüren, sollten Sie schnell handeln. Die Negativität ist ein Signal, dass etwas nicht optimal läuft. Ihre Situation sollte überdacht und verändert werden. Mit dieser Übungsreihe können Sie das damit verbundene Thema körperlich angehen und vielleicht sogar auflösen.

Machen Sie jede Übung wie beschrieben, spüren Sie nach, und entspannen Sie kurz.

1.

Sitzen Sie im Schneidersitz, beide Hände halten Sie im Gyan Mudra. Strecken Sie den linken Arm seitlich im 60°-Winkel nach oben, die rechte Hand ruht auf dem Knie. Halten Sie diese Position mit langem, tiefem Atem für zwei Minuten. Dann wechseln Sie die Seite und wiederholen die Übung.

Erläuterung der Autorinnen:
Diese Übung stärkt das Nervensystem,
und Sie arbeiten an Ihrer Ausstrahlung.

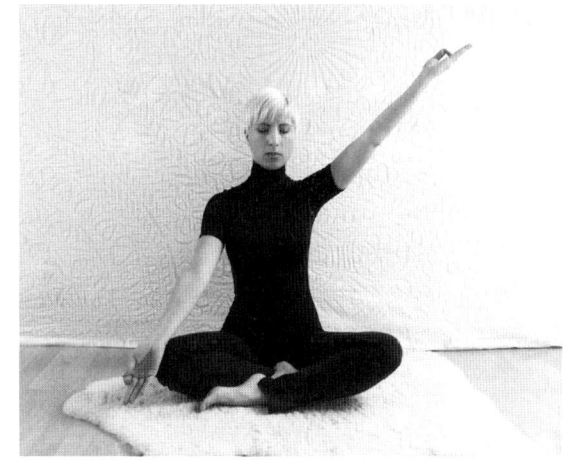

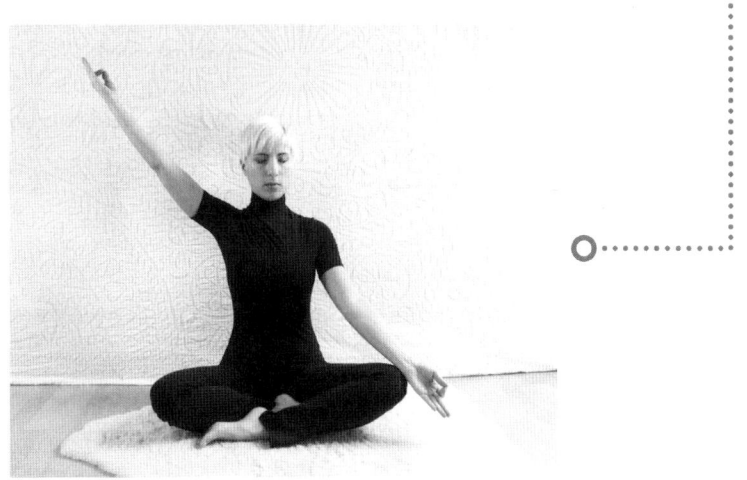

2.

Entspannen Sie Ihre Arme, und legen Sie beide Hände in Gyan Mudra auf die Knie. Lenken Sie Ihre Aufmerksamkeit auf Ihr Kronenchakra am obersten Punkt des Kopfes, dem Scheitelpunkt. Machen Sie die Meditation ein bis drei Minuten lang.

Erläuterung der Autorinnen:
Dieses Energiezentrum arbeitet an Weite und Unbegrenztheit.

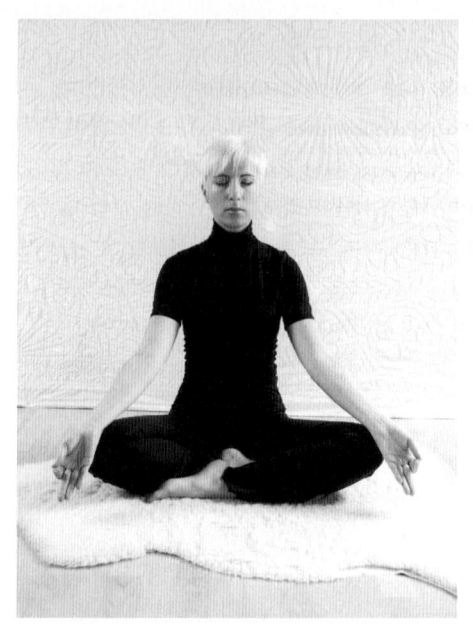

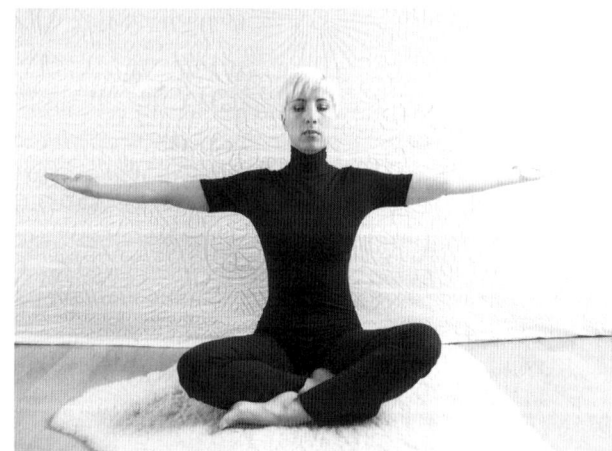

3.

Ihre Arme sind auf Schulterhöhe zu den Seiten ausgestreckt, die Handflächen zeigen nach oben. Machen Sie ein bis drei Minuten lang den Feueratem.

Erläuterung der Autorinnen:
Ihr Nervensystem wird gestärkt, und Sie arbeiten an Ihrer Aura.

4.

Gehen Sie in die Hocke, die Fersen sind angehoben und berühren sich. Die Fingerspitzen befinden sich am Boden zwischen den Knien, der Kopf ist angehoben. Atmen Sie ein, und strecken Sie die Beine. Heben Sie Ihr Gesäß in die Höhe, während der Kopf nach unten hängt. Arme und Beine sind gestreckt, die Hände und Fußspitzen bleiben dabei unbewegt. Atmen Sie aus, und kommen Sie zurück in die Ausgangshaltung. Heben und senken Sie Ihr Gesäß 15-mal, strecken und beugen Sie dabei die Beine.

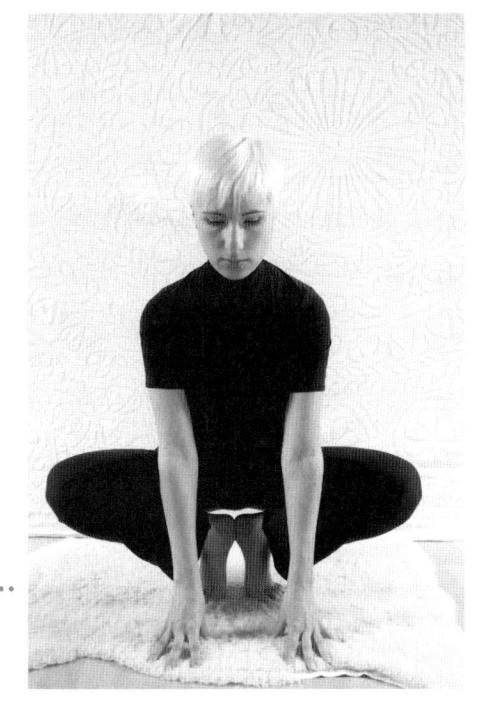

Erläuterung der Autorinnen:
Ihr Herz wird aktiviert, und die Energie wird von den unteren Chakren zu den oberen transportiert.

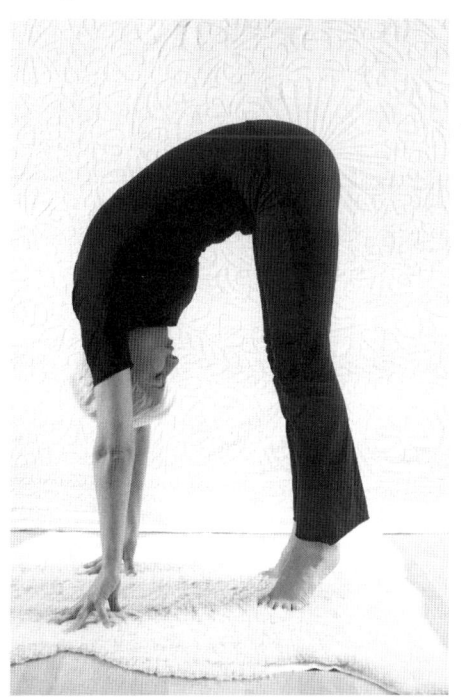

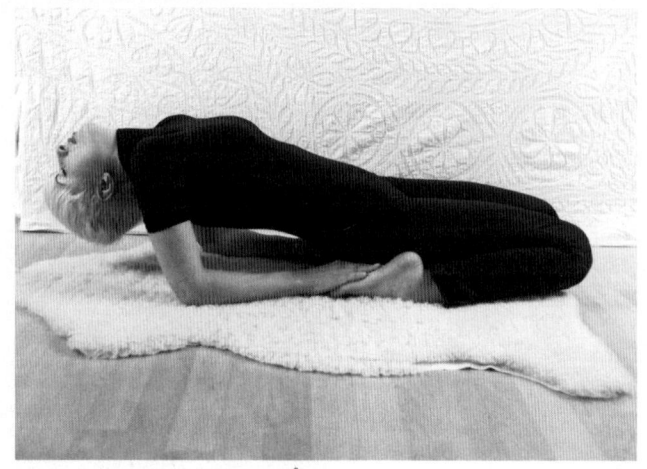

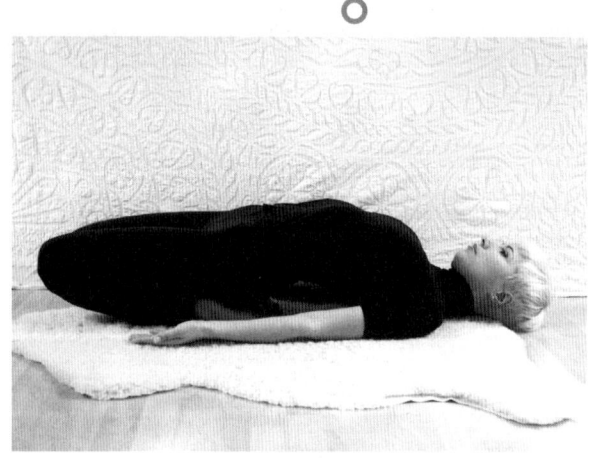

5.

Setzen Sie sich in den Fersensitz, und legen Sie Ihren Oberkörper vorsichtig nach hinten auf der Matte ab. Stützen Sie Ihren Rücken dabei zuerst mit den Händen, dann mit den Ellbogen ab, bevor Sie mit den Schultern am Boden ankommen. Die Arme liegen nun neben Ihnen, die Handflächen zeigen nach oben. Alternativ können Sie den Oberkörper z. B. über eine zusammengefaltete Decke legen. Atmen Sie lang und tief. Bei jeder Ausatmung spannen Sie Ihren Beckenboden und Ihre Aftermuskulatur an und ziehen den Nabel nach innen und nach oben. Machen Sie dies ein bis drei Minuten lang.

Erläuterung der Autorinnen:
Die Oberschenkelmuskeln und das Becken werden gerichtet.

6.

Stellen Sie sich auf die Fußspitzen, und strecken Sie Ihre Arme über den Kopf. Verschränken Sie die Finger ineinander, die Handflächen zeigen nach oben. Halten Sie diese Position für ein bis drei Minuten.

Erläuterung der Autorinnen:
Diese Übung verbessert den Gleichgewichtssinn und dehnt den gesamten Körper.

Legen Sie sich auf den Rücken, und entspannen Sie für 10–15 Minuten.

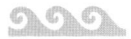

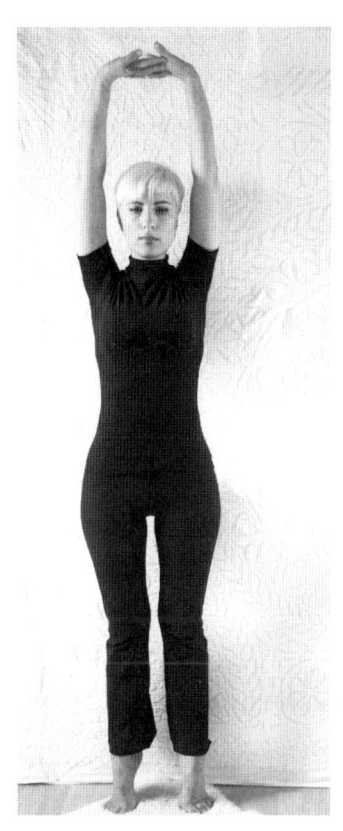

Meditation
zum Schutz vor Negativität

In unserem Alltag sind wir immer wieder negativen energetischen Einflüssen aus unserer Umwelt ausgesetzt, z. B. Personen oder Orten, die uns ungünstig beeinflussen oder sogar schaden. Die folgende Meditation kann Sie vor dieser Negativität schützen, und die schlechte Energie prallt ab. So bleiben Sie bei sich und ruhen in Ihrer Kraft.

Die Meditation können Sie überall machen, wo Sie sie zur Unterstützung brauchen. Da sie im Wesentlichen aus einer Gedankenkonzentration mit einer unauffälligen Fingerbewegung besteht, können Sie sie einfach in der jeweiligen Situation anwenden.

Setzen Sie sich mit aufgerichteter Wirbelsäule in den Schneidersitz. Konzentrieren Sie sich auf den Punkt zwischen den Augenbrauen und denken Sie das Mantra Sa Ta Na Ma.

Machen Sie Fäuste, die Daumen liegen dabei innen und werden von den anderen Fingern umschlossen.

Bei Sa üben Sie mit dem Zeigefinger Druck auf den Daumen aus.

Bei Ta üben Sie mit dem Mittelfinger Druck auf den Daumen aus.

Bei Na üben Sie mit dem Ringfinger Druck auf den Daumen aus.

Bei Ma üben Sie mit dem kleinen Finger Druck auf den Daumen aus.

Die Silben haben folgende Bedeutung: Sa steht für die Geburt, Ta für das Leben, Na für den Tod und Ma für die Wiedergeburt.

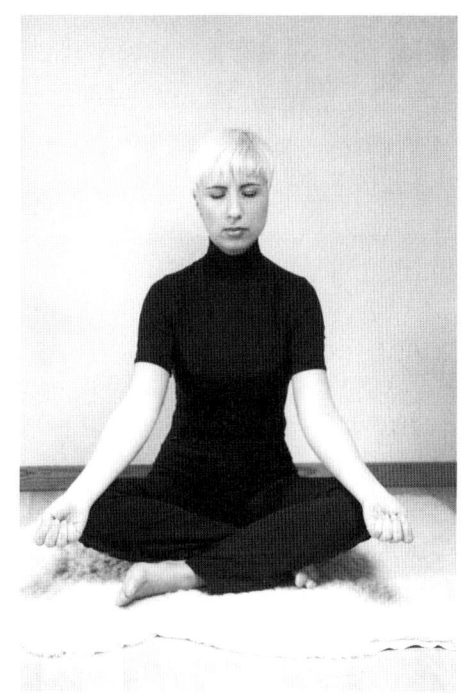

Sie beschreiben damit den ewigen Kreislauf des Lebens und der Schöpfung.

Beginnen Sie mit drei Minuten, und verlängern Sie die Meditation nach und nach auf elf oder 31 Minuten.

Tipps
gegen Ärger

··· Begegnen Sie aufkommendem Ärger mit Humor.

··· Sagen Sie sich innerlich »Stopp«, als würden Sie eine mentale Stopptaste betätigen.

··· Wenn Unmut aufsteigt, Sie aber an der Situation nichts ändern können, konzentrieren Sie sich auf andere Dinge, z. B. Wolken am Himmel, Teppichmuster, ein Mantra.

··· Stellen Sie sich die Fragen: »Will ich mir Ärger wirklich antun? Empört mich diese Sache wirklich so stark?«

··· Blenden Sie selbst im stressigen Alltag körperliche Signale nicht aus.

··· Richten Sie den Ärger nicht nach innen, sondern lassen Sie ihn auf eine angemessene Weise nach außen.

··· Lassen Sie Situationen durch sich hindurchfließen.

··· Bleiben Sie bei sich, lassen Sie sich nicht provozieren oder verletzen.

··· Ärgern Sie sich nicht über Kleinigkeiten. Halten Sie den Fokus auf den Dingen, die Ihnen wichtig sind.

··· Stellen Sie sich die Fragen: »Warum ärgert mich das? Welches Bedürfnis wurde nicht gestillt oder übergangen?«

··· Legen Sie Ihre Lieblingsmusik auf, schütteln Sie den Ärger und was Sie sonst belastet, einfach ab. Reagieren Sie sich ab, und lockern Sie Ihren Körper. Tanzen Sie die Energie des Ärgers einfach aus, und transformieren Sie sie durch die Bewegung in Freude und Leichtigkeit.

··· Wie wäre es mit der Entscheidung: »Ab heute ärgere ich mich weniger! Ich lasse es nicht mehr zu! Ärger bringt mich nicht mehr aus der Fassung.«

··· Je ärgerlicher eine Person auf Sie zu sein scheint, desto freundlicher sollten Sie zu ihr sein. So entschärfen Sie jede Situation.

··· Nehmen Sie sich vor: »Meine innere Haltung lockert sich, und ich gehe mit Ärger gelassener um.«

··· Nehmen Sie sich vor, sich weniger zu ärgern, bewusst großzügig zu sein und sich selbst etwas Gutes zu tun.

··· Versuchen Sie alles, was Sie ärgert, aus einer konstruktiven Sichtweise zu betrachten.

4. Einheit: Depression

Ich befreie mich aus meiner Lethargie

»Es ist dein Grundrecht, glücklich zu sein. «

Yogi Bhajan

Bereits dieses Zitat ist ein guter Grund, warum wir einer Depression entgegensteuern sollten. Traurigkeit und Niedergeschlagenheit sind Zeichen, dass etwas nicht in Ordnung und im Ungleichgewicht ist. Sie sind ein direkter Leitfaden zu inneren Bedürfnissen. In diesem Kapitel möchten wir das Thema Depression beleuchten und mehr Lebensfreude in Ihr Leben bringen.

Depressionen haben etwas mit der allgemeinen oder momentanen Lebenseinstellung zu tun. Dass wir manchmal Stimmungsschwankungen haben, gehört zum Leben. Doch eine lange Phase der Passivität, Interessen- und Kraftlosigkeit schwächt den Körper, und die Psyche sinkt immer tiefer in die Verzweiflung.

Die Analyse Ihrer Gefühle kann die Grundlage für die Entscheidung geben, wie Sie leben möchten. Depression »zieht« Sie regelrecht nach unten, lässt Ihre Lebensfreude drastisch sinken und wirkt kontraproduktiv auf Ihr Leben, weil Ihre Energie verpufft oder in falsche Bahnen geleitet wird. Wenn Sie Einsicht in die auslösenden Verhaltensmuster erhalten, ist bereits die erste Weiche für eine Veränderung gestellt.

Die Depression spiegelt das Innenleben eines Menschen wider und ist

Ausdruck eines Stimmungstiefs. Depressionen werden nicht primär durch die Außenwelt verursacht, sie kommen von innen und richten sich gegen den Menschen selbst. Hinter der Bedrücktheit steckt Wut, die nach innen gerichtet ist.

Indem Sie Depressionen unkontrolliert ausleben, fühlen Sie sich nicht besser, weil die Botschaft, die dahintersteckt, nicht richtig verstanden wird. Wenn Sie in der Depression verharren, können Sie die Kraft der Gefühle nicht optimal nutzen. Daher ist es wichtig, das Gefühl in sich nicht zum Schweigen zu bringen, sondern es zu entziffern und zu verstehen. Unverarbeitete Gefühle sinken ins Unterbewusstsein ab und beeinflussen uns von dort. Solche Gefühle suchen sich Ventile, damit sie an die Oberfläche gelangen können, z. B. als launische Unzufriedenheit.

Kommen Unsicherheit, Wut und Angst zusammen, können wir depressiv werden. Ist etwas undurchsichtig oder haben wir die Orientierung verloren, drückt uns unser Gefühl nieder. Dieses innere Durcheinander wird auf der äußeren Ebene sichtbar, etwa als bleierne Müdigkeit, Niedergeschlagenheit oder wir verspüren eine schwere Last auf den Schultern. Depressive Menschen klagen oft über Antriebslosigkeit, innere Leere, Hoffnungslosigkeit und Melancholie. Manchmal treten Depressionen auf, wenn wir eine neue Lebensphase beginnen, z. B. in der Pubertät oder wenn die Kinder aus dem Haus gehen. Am Anfang von neuen Lebensabschnitten haben wir noch keine adäquaten Handlungsstrategien entwickelt, und jeder Neubeginn braucht Mut und Visionen.

So wie Sie Ihre Gefühle nach außen schicken, kommen sie zu Ihnen zurück. Jede negative Energie sollte deshalb umgeleitet und auf einen konstruktiven und positiven Weg gebracht werden. Das bedeutet nicht, sich in die dunkelste Ecke zu verkriechen und sich seiner Traurigkeit und Müdigkeit zu überlassen, sondern Sie sollten ganz bewusst an etwas Positives denken, sich für etwas Schönes öffnen und sich selbst auf-

heitern. Die Gedanken sollten beharrlich von dem abgezogen werden, was bedrückend wirkt. Nur so können das Unterbewusstsein neu programmiert und Energieblockaden gelöst werden.

Yoga-Übungen holen uns aus der körperlichen »Leblosigkeit« heraus und kurbeln die Serotoninproduktion an. Wir »versteinern« nicht in der Unbeweglichkeit, sondern werden wieder aktiv und erhalten neuen Schwung. Während der Entspannungsphase können wir uns zurücklehnen und die Übungen nachwirken lassen. Durch die Meditation erfassen wir mental, was uns innerlich bewegt, und gelangen so zu Selbsterkenntnis. Mit unseren Tipps können Sie konkrete Änderungen im Verhalten

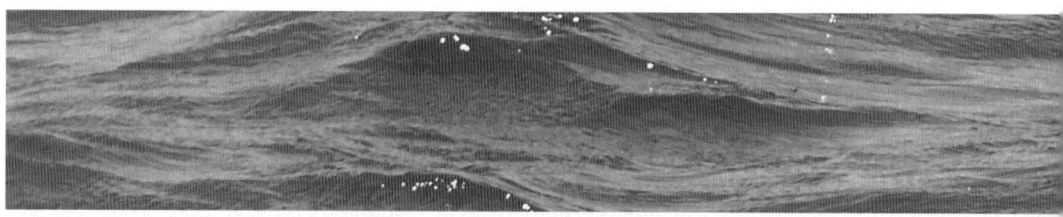

sowie Veränderungen von Denkmustern und Einstellungen im Alltagsleben vornehmen.

Es gibt selbstverständlich auch seelische Erschütterungen, die kein vorübergehendes, seelisches Tief sind, sondern die eine Beeinträchtigung des Lebens über einen längeren Zeitraum hinweg bedeuten. Wissenschaftler gehen sogar von einer genetischen Disposition für depressive Erkrankungen aus.

Bei einer Depression kann eine Störung des Stoffwechsels im Gehirn festgestellt werden. Die Ausschüttung der Nervenbotenstoffe Serotonin und Noradrenalin verringert sich, der Hormonhaushalt verändert sich, und dies beeinflusst das Verhalten. Das Stresshormon

Kortisol ist vermehrt im Blut nachweisbar, was die Bildung von neuen Nervenzellen erschwert. Bei einer Depression ist die Regenerationsfähigkeit der Nervenzellen stark beeinträchtigt. Die Körperorgane, die hier angesprochen werden, sind die Leber und die Lunge. Die Leber steht für die Suche, die Sehnsucht nach dem Wachstum, dem Sinn und der Erkenntnis. Die Lunge steht für die Weite und die Offenheit. Eine Behinderung des eigenen Fortschritts nimmt uns häufig die Luft zum Atmen.

Aus yogischer Sicht gibt es auch Traurigkeit, die aus einem früheren Leben resultiert. Dies kann ein Hinweis darauf sein, dass in der Seele noch ein Thema wartet, das bearbeitet werden sollte.

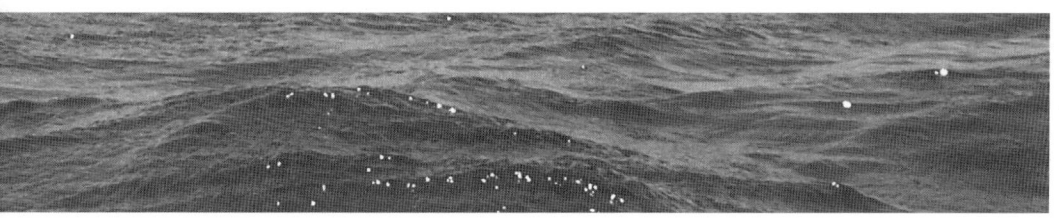

Übungsreihe

Überwinden Sie Depressionen
(Conquering Depression)

Erläuterung der Autorinnen: Körperliche Empfindungen und Denkmuster lassen Gefühle entstehen. Indem Sie sich in Yoga-Übungen vertiefen, verändern Sie Ihre körperliche Befindlichkeit. Durch körperliche Aktivität entstehen Endorphine, diese lassen uns entspannen und machen uns froh.

Machen Sie jede Übung wie beschrieben, spüren Sie nach, und entspannen Sie kurz.

1.

Legen Sie sich auf den Rücken, winkeln Sie Ihre Beine an, und stellen Sie Ihre Füße hüftbreit auf den Boden. Setzen Sie Ihre Hände neben den Kopf, die Fingerspitzen zeigen zum Körper. Heben Sie langsam Ihren Rumpf an, sodass er einen Bogen bildet. Atmen Sie durch die Nase ein und durch den Mund aus.

Bleiben Sie ein bis fünf Minuten in der Radposition.

Falls diese Position für Sie ungeeignet ist, machen Sie die einfache Brücke. Stützen Sie sich im Sitzen mit den Händen auf den Boden hinter sich ab, setzen Sie die Füße ab, und heben Sie Ihre Hüften hoch, und lassen Sie den Kopf nach hinten gleiten.

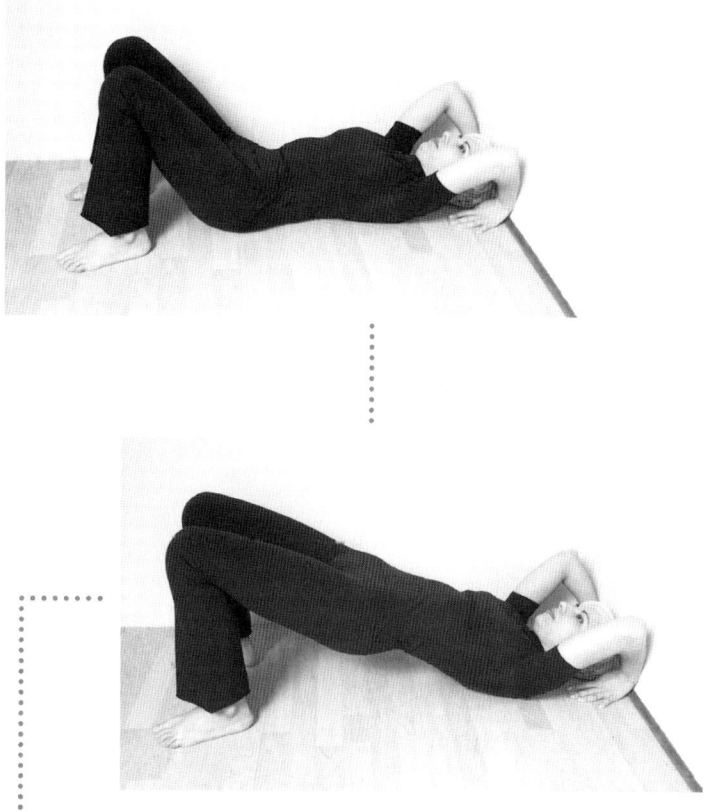

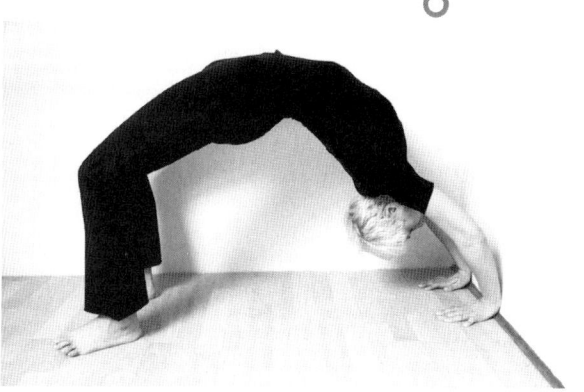

Erläuterung der Autorinnen:
Durch diese Umkehrhaltung erfahren Sie auch einen veränderten Blickwinkel zum Leben. Sie arbeiten an der Beweglichkeit der Wirbelsäule sowie am Kreislauf und stärken die Oberschenkel-, die Arm- und die Beinmuskulatur.

2.

Kommen Sie in den Schulterstand, der im Schulsport »Kerze« genannt wird. Senken Sie ein Bein durchgestreckt hinter Ihren Kopf, bis die Zehen auf dem Boden berühren. Während Sie das Bein in die Ausgangsposition heben, senken Sie das andere Bein zum Boden. Fahren Sie im Wechsel fort, atmen Sie durch die Nase ein und durch den Mund aus.

Machen Sie diese Übung ein bis drei Minuten lang.

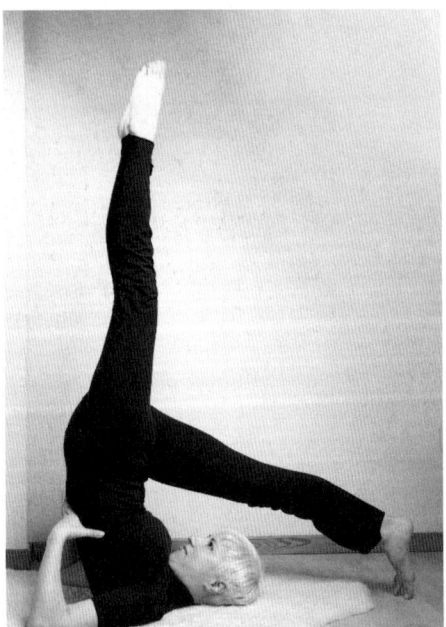

Erläuterung der Autorinnen:
Auch diese Übung ist eine Umkehrhaltung, bei der sich vorübergehend alle inneren Organe entspannen können.

3.

Legen Sie sich auf den Rücken, und strecken Sie die Beine aus. Rollen Sie beide Knie gleichzeitig nach außen, das rechte Knie nach rechts und das linke Knie nach links, und dann wieder beide nach innen zur Mitte. Atmen Sie vom Nabelpunkt aus im gleichen Rhythmus, wie Sie die schnellen Kniebewegungen ausführen.

Machen Sie diese Übung ein bis fünf Minuten lang.

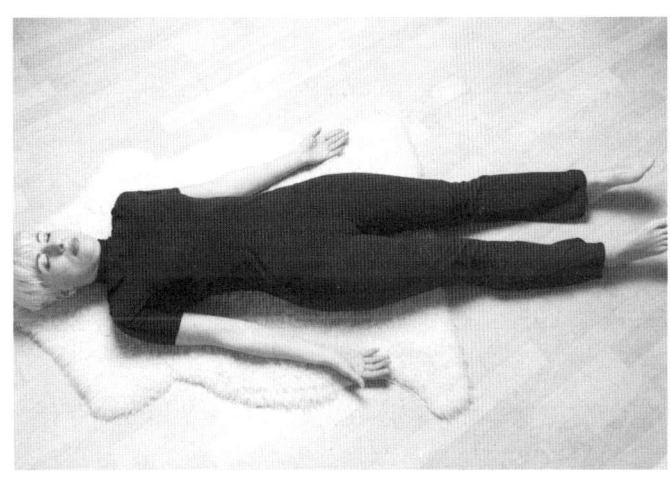

Erläuterung der Autorinnen:
Diese Übung justiert das Kreuzbein und den unteren Rücken.

4.

Aus der Rückenlage heraus strecken Sie beide Arme im 90°-Winkel senkrecht nach oben. Heben Sie Ihre Beine abwechselnd gestreckt nach oben bis zu den Händen. Greifen Sie Ihren Fuß, und massieren Sie kurz die Zehen.

Machen Sie diese Übung in einem hohen Tempo ein bis drei Minuten lang.

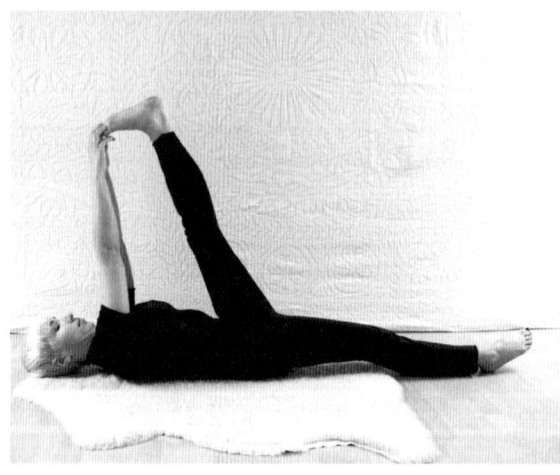

Erläuterung der Autorinnen:
Diese Übung dehnt und streckt den Lebensnerv. Die Waden- und die Schienbeinmuskulatur werden gekräftigt. Sie arbeiten mit dieser Übung am Blasenmeridian.

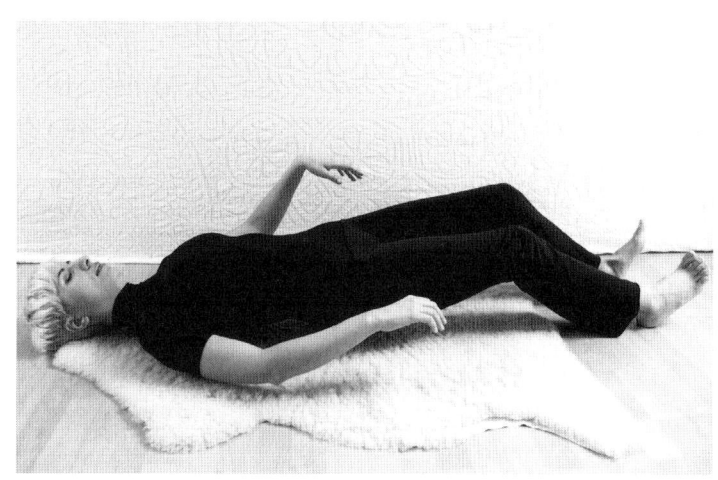

5.

Aus der Rückenlage heraus bewegen Sie Ihren gesamten Körper, indem Sie sich wie »aufspringendes Popcorn«* bewegen.

Machen Sie diese Übung ein bis viereinhalb Minuten lang.

Erläuterung der Autorinnen:
Das Nervensystem wird gestärkt und die Anspannung gemindert. Der Körper wird energetisiert.

* Übersetzung aus dem Englischen

6.

Aus der Bauchlage heraus lassen Sie
Ihren gesamten Körper »herumhüp-
fen«. Machen Sie diese Übung eineinhalb Minuten lang.

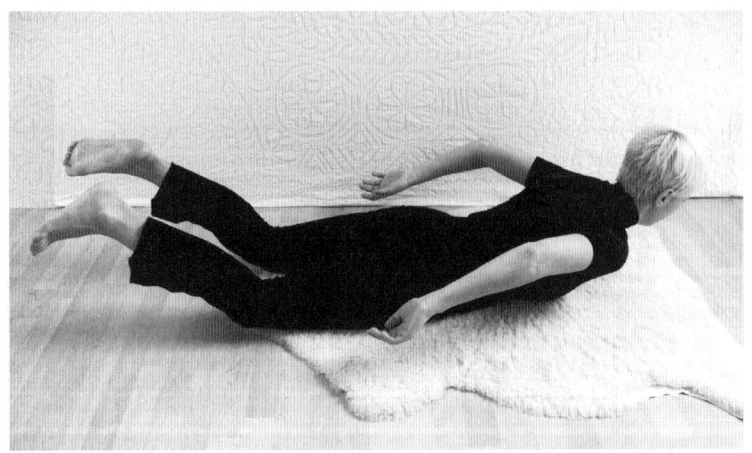

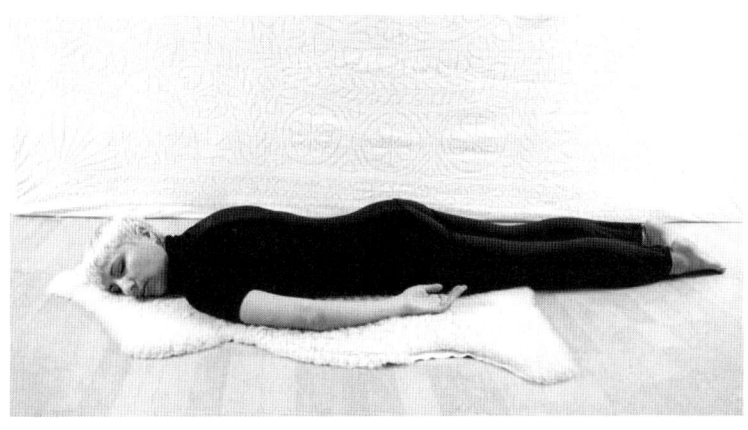

7.

Legen Sie sich auf den Bauch, und entspannen Sie so sieben Minuten lang.

Legen Sie sich auf den Rücken, und bleiben Sie während der tiefen Entspannungsphase in dieser Position für 10–15 Minuten.

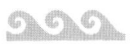

Meditation
gegen Depression
(The Caliber of Life Meditation)

Diese Meditation lädt die Energiereserven wieder auf und ist ein Gegenmittel gegen Depression. Mit der Meditation bauen Sie ein neues System auf, das Ihnen Fähigkeit und Stärke gibt, damit Sie sich mit dem Leben auseinandersetzen können.

Erläuterung der Autorinnen:
Indem Sie die Arme nach vorn strecken, stellen Sie Ihre Daumen hoch und geben sich selbst ein Ziel in erreichbarer Nähe.

Die Atemführung beruhigt den Geist und hilft Ihnen, Ihre Gedanken loszulassen. Durch die Atmung haben wir Zugang zur Psyche. Sie ist ein Schlüssel, mit dem wir auf der seelischen und physischen Ebene Einfluss nehmen können. Indem wir ruhiger werden und das »Gedankenkarussell« abschalten, können wir Kontakt zu unserem Inneren aufnehmen.

Setzen Sie sich in den Schneidersitz, die Wirbelsäule ist aufgerichtet,
das Kinn leicht zum Hals geneigt,
und die Schultern sind nach hinten
und unten genommen. Strecken Sie
Ihre Arme parallel zum Boden nach
vorn. Ballen Sie Ihre rechte Hand
zur Faust. Umschließen Sie mit den
Fingern der linken Hand die rechte
Faust. Die Handballen und die Daumen berühren sich. Beide Daumen
sind nach oben gestreckt.

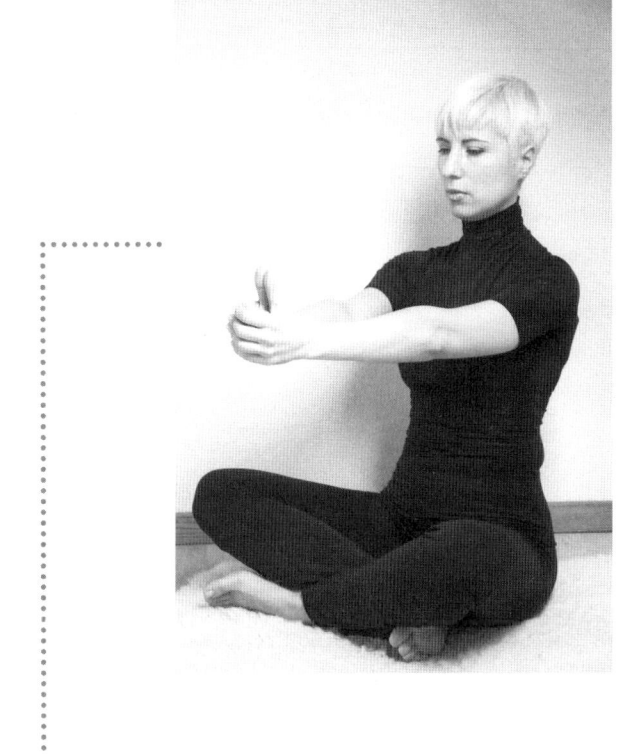

Der Blick ist auf die Daumen gerichtet. Atmen Sie fünf Sekunden
lang ein, atmen Sie fünf Sekunden
aus, und halten Sie den Atem für
fünfzehn Sekunden lang an. Fahren
Sie in diesem Atemrhythmus fort. Die
Atempause kann mit der Zeit bis zu
einer Minute verlängert werden.

Beginnen Sie diese Meditation mit
drei bis fünf Minuten, und steigern
Sie sie bis auf maximal elf Minuten.

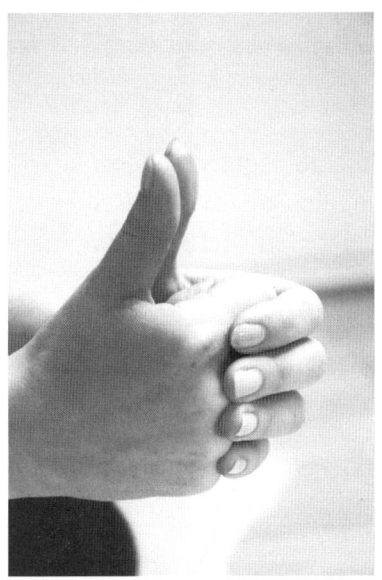

Tipps, wie Sie Ihre positive Grundstimmung zurückgewinnen

··· Legen Sie die Hände auf die Lunge, so lösen Sie Trauer.

··· Beschäftigen Sie sich mit einem der folgenden Gedanken: »Wie würde ich ein Traumhaus bauen, ein Geburtstagsfest gestalten etc.«

··· Listen Sie schriftlich zehn positive Dinge von sich selbst auf; damit öffnen Sie sich.

··· Bewerten Sie nichts negativ, sondern formulieren Sie alles positiv. Ein Beispiel dafür ist der Satz »Ich bin niedergeschlagen.«, den Sie in »Meine optimistische Sichtweise ist heute minimiert.« verwandeln.

··· Zählen Sie alle Dinge auf, die in Ihrem Leben schön sind und Sie zufriedenstellen.

··· Erstellen Sie spontan schriftlich eine Liste von zehn Dingen, für die Sie dankbar sind. Schauen Sie diese Liste an, und erinnern Sie sich daran, dass es keinen Grund gibt, traurig und verzweifelt zu sein.

··· Machen Sie die Atemübung, indem Sie in drei Teilen einatmen und in einem Teil ausatmen.

··· Steigern Sie die Ausschüttung von Endorphin (Glückshormon) durch Bewegung im Freien oder durch Sonnenbestrahlung.

- Genießen Sie stimmungsaufhellende Lebensmittel wie Nüsse, Bananen, Ananas, Schokolade und andere Süßigkeiten.

- Damit Sie depressiven Gedanken auf die Spur kommen, fragen Sie sich, was genau Sie so traurig macht.

- Versuchen Sie die Eindeutigkeit in verwirrenden Gefühlen zu erfassen, indem Sie Ihre Gefühle genau benennen.

- Haben Sie ein Ziel vor Augen, und folgen Sie der mentalen Einstellung: »Durch eine veränderte Einstellung kann ich mir das Leben leichter machen.«

5. Einheit: Neid

Ich wandle Neid in Wohlwollen um

Neidvolle Reaktionen haben mit Ihnen selbst zu tun, Ihren Sorgen und inneren Begrenzungen, und nicht mit anderen Menschen oder Äußerlichkeiten. Wenn eine Freundin schlanker ist als Sie und Sie sich fragen, warum das so ist, zeigt es Ihnen, dass Sie Ihrem eigenen Idealbild nicht genügen. Oft versuchen wir, erwachende, ungute Gefühle auf andere Menschen abzuwälzen, statt uns einzugestehen, dass das unser eigenes Problem ist.

Steigt in Ihnen das Gefühl Neid hoch, werden Sie mit Ihren inneren Grenzen konfrontiert, und dies ist eine Lernsituation auf der Suche nach sich selbst. Durch Gefühle können Sie Ihre innersten Regungen entdecken, verborgene Impulse entschlüsseln, sich selbst öffnen.

Neid kann sich nicht nur auf materielle Güter beziehen, sondern auch auf Charaktereigenschaften, die wir nicht besitzen, die uns das Leben aber scheinbar leichter machen würden. Es ist auch nicht unbedingt das Auto, das Haus oder etwa das Aussehen, um das man andere beneidet. Es sind auch die Gefühle und Zustände, die man dahinter zu erkennen glaubt, wie wir etwa ein PS-starkes Auto mit Kraft und Ausstrahlung in Zusammenhang bringen oder das zauberhafte weibliche Aussehen mit Verführungskraft und Magie. Neid steht in Verbindung mit einem starken Konkurrenzdenken und oft auch mit Missgunst. Wir wollen häufig einen anderen Menschen nicht anerkennen, weil wir uns selbst gering schätzen oder uns minderwertig fühlen. Neid hängt mit dem Urvertrauen und dem Überlebenswillen zusammen. Wer selbstbewusst in sich ruht, braucht sich nicht mit anderen zu vergleichen. Neid ist eigentlich ein dickes Lob und eine echte Anerkennung für den Beneideten, leider nur in verdrehter Form. Die eigenen Fähigkeiten und Vorzüge treten in den Hintergrund, und es wird nur wichtig, woran es uns selbst mangelt.

Mithilfe von Neid können wir unser inneres Wertesystem betrachten und feststellen, was uns im Leben wirklich wichtig ist. Je größer die Bedeutung von Einfachheit, Schlichtheit und dem Unspektakulären in Ihrem Leben ist, desto weniger beneiden Sie andere.

In Neid schwingt das Gefühl der Benachteiligung im Leben mit, und es ergibt sich daraus eine diffuse Unzufriedenheit. Sie machen sich das Leben schwer, wenn Sie sich ständig mit anderen vergleichen, nur um auszuloten, wem es besser geht. Vergleich ist an und für sich nichts Schlechtes, es sei denn, das nagende Gefühl beschleicht Sie, unverdienterweise weniger zu haben als andere. Das Gefühl, vom Leben schlecht behandelt zu werden oder zu kurz zu kommen, blockiert Ihren Ener-

giefluss, und Sie werden »runtergezogen«. Jede Negativität saugt Energie und Lebensqualität auf. Wenn Energie blockiert ist, ist die Wahrnehmung verzerrt, die Gefühle sind unterdrückt, und das Unterbewusstsein ist gefüllt mit unverarbeiteten Erlebnissen.

Wenn Sie immer an das Benachteiligtwerden denken, produzieren Sie es nicht nur in Ihren Gedanken, sondern auch im realen Leben. Verwandeln Sie diese Energie in ermutigende Lebensbotschaften, dann ist die Energie gewinnbringend investiert.

Je mehr Energie durch die Chakren fließt, desto gesünder sind wir. Durch das Öffnen der Chakren kommen viele Erlebnisse aus dem Unterbewusstsein hoch. Wir können uns dann vieles bewusst machen und besser damit umgehen.

Beim Neid geht es darum, die neutrale Geisteshaltung zu stärken, damit wir so zu einem höheren Bewusstsein gelangen. Wenn Sie Kontakt zu Ihrem Wesenskern herstellen, bleiben Sie nicht in ein Problem verstrickt, Sie identifizieren sich nicht mit dem Problem, sondern Sie konzentrieren sich auf die Ursache und Lösung. Schlechte Gewohnheiten sollen abgelegt und überholte Muster abgebaut werden.

Es gibt aber auch dunkle Flecken in unserem Wesen, die nicht erlernt sind, sondern aus einem früheren Leben stammen. Dies sind Erfahrungen, die wir in dieses Leben mitgebracht haben, und eine Chance, Karma abzubauen.

Übungsreihe ......

......Besiegen Sie eingebildete Unfähigkeiten ....o
(Conquering One's Imagined Disabilities)

»Jede Unfähigkeit ist eine Einbildung. Jede Errungenschaft ist eine Erfahrung. Diese Übungsreihe entwickelt unseren inneren menschlichen Mut, all unsere eingebildeten Unfähigkeiten zu überwinden.«

Yogi Bhajan

Erläuterung der Autorinnen:
Diese kurze Übungsreihe trainiert Ihren Durchhaltewillen. Vielleicht bringt sie Sie an Ihre Grenzen, aber Sie können wunderbar lernen, über sich und Ihre Grenzen hinauszuwachsen. Ein Gefühl der Anerkennung für sich und ein gewisser Stolz auf sich und Ihre Leistungen stellen sich ein.

Machen Sie jede Übung ein bis drei Minuten lang, spüren Sie nach, und entspannen Sie kurz.

1.

Setzen Sie sich mit aufgerichteter Wirbelsäule in den Schneidersitz. Winkeln Sie Ihre Ellbogen an, bringen Sie sie nah an den Oberkörper, und heben Sie die Unterarme. Die Handflächen zeigen nach vorn, und die Finger sind gespreizt. Nun drehen Sie aus den Handgelenken heraus die Hände nach innen, bis die Handflächen zum Körper zeigen. Der Daumen führt die Drehung an, und während der Bewegung werden die anderen

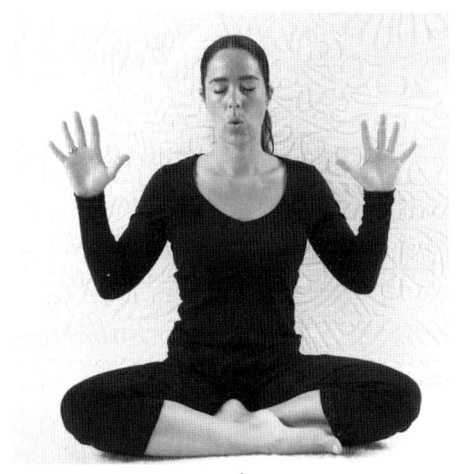

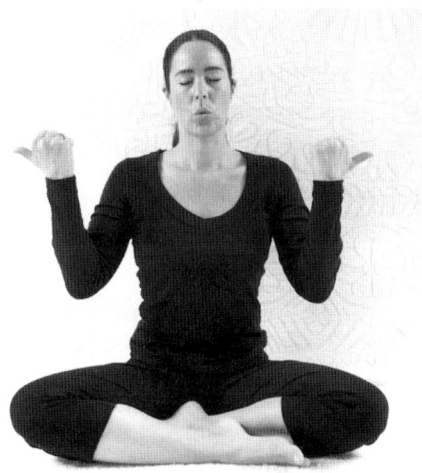

Finger zur Faust geschlossen. Dann drehen Sie die Hände in die Ausgangsposition zurück und strecken dabei die Finger wieder aus. Diese Handbewegung wird in einem schnellen Rhythmus und mit folgender Atmung ausgeführt: Sie formen den Mund zu einem offenen O und atmen durch den gerundeten Mund mit jeder Drehung der Hände ein und aus. Ihr Blick ist auf die Nasenspitze gerichtet.

Sie beenden die Übung, indem Sie einatmen, den Atem 10–15 Sekunden anhalten und Fäuste machen, der Daumen wird nicht eingeschlossen. Spannen Sie alle Muskeln im Körper an. Atmen Sie aus, und wiederholen Sie diesen Vorgang zweimal.

Diese Übung setzt in Ihrem Körper Heilkräfte frei.

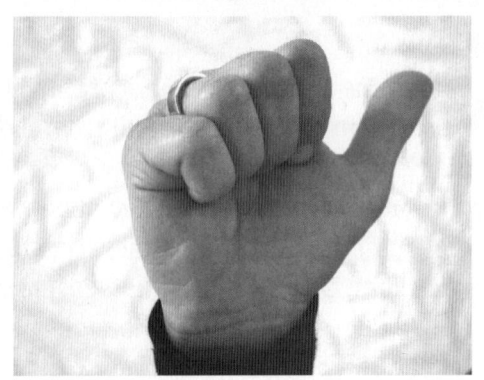

2.

Sitzen Sie mit aufgerichteter Wirbelsäule im Schneidersitz. Sie haben die Hände neben Ihrer Brust, die Handflächen zeigen nach vorn. Schieben Sie die Hände abwechselnd nach vorn, die Bewegung geht von den Handballen aus. Während Sie eine Hand nach vorn drücken, ziehen Sie die andere an Ihre Körperseite zurück. Sie formen den Mund zu einem offenen O und atmen im Rhythmus der Bewegung hechelnd durch den gerundeten Mund ein und aus.

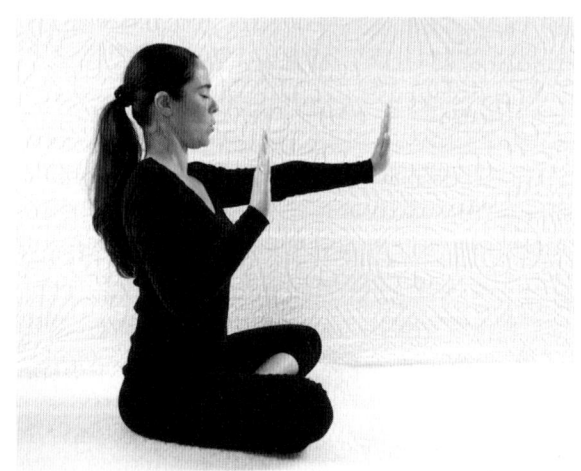

Die Übung wird beendet, indem Sie einatmen, den Atem anhalten und einen Arm nach vorn gestreckt lassen. Für 15–20 Sekunden bleiben Sie in der Position und spannen alle Muskeln im Körper kräftig an. Atmen Sie aus. Wiederholen Sie diesen Teil anschließend mit dem anderen Arm. Halten Sie wieder den Atem an, atmen Sie aus, und entspannen Sie.

Diese Übung beseitigt innere Blockaden.

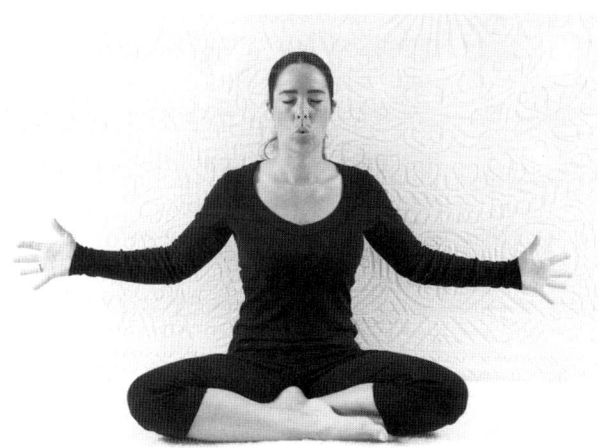

3.

Sitzen Sie mit aufgerichteter Wirbelsäule im Schneidersitz, und strecken Sie die leicht angewinkelten Arme zu den Seiten aus. Die Hände sind locker gewölbt und die Finger gespreizt. Lassen Sie die Arme von den Schultern aus energisch rückwärts kreisen. Begleiten Sie diese Übungen mit derselben Atmung wie in Übung 2. Atmen Sie bei der Aufwärtsbewegung ein, und atmen Sie bei der Abwärtsbewegung aus.

Zum Ende dieser Übung atmen Sie ein, strecken Ihre Zunge so weit wie möglich heraus und halten den Atem mit einem angespannten Körper an. Atmen Sie aus. Wiederholen Sie diese Sequenz zweimal.

Diese Übung wirkt sich wohltuend auf Ihr Herz aus.

Legen Sie sich auf den Rücken, und entspannen Sie für 10–15 Minuten.

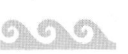

Meditation, um die
Gedanken zur Ruhe zu bringen
(Meditation to Tranquilize the Mind)

Diese Meditation beruhigt den Gedankenfluss innerhalb von drei Minuten. Die Handhaltung wird »Mudra,
die dem Geist gefällt« genannt. Bud-
dha hat sie seinen Schülern zur Kontrolle der Gedanken gegeben.

Erläuterung der Autorinnen:
Nach unserer Erfahrung können Sie
mit dieser Methode Ihren ständigen
Gedankenfluss zur Ruhe bringen, Ihr
Gehör vollständig nach innen fokus-
sieren und somit Ihre innere Stimme,
Ihre Intuition, an die Oberfläche brin-
gen. Lauschen Sie, um zu hören, was
Ihr Körper Ihnen sagt. Er weiß, was
für ihn das Beste ist.

Setzen Sie sich mit aufgerichteter Wirbelsäule in den Schneidersitz. Heben Sie die Hände vor Ihr Herzzentrum. Legen Sie die Daumenspitzen aneinander, sie weisen zum Herzzentrum. Legen Sie die Fingerspitzen der Mittelfinger aneinander, sie weisen von Ihnen weg. Nun legen Sie die zweiten Glieder der Zeigefinger aneinander. Die anderen Finger rollen Sie nach innen. Die Hände sind etwa zehn Zentimeter vom Körper entfernt, und die Ellbogen sollten sich ebenfalls auf der Höhe des Herzzentrums befinden.

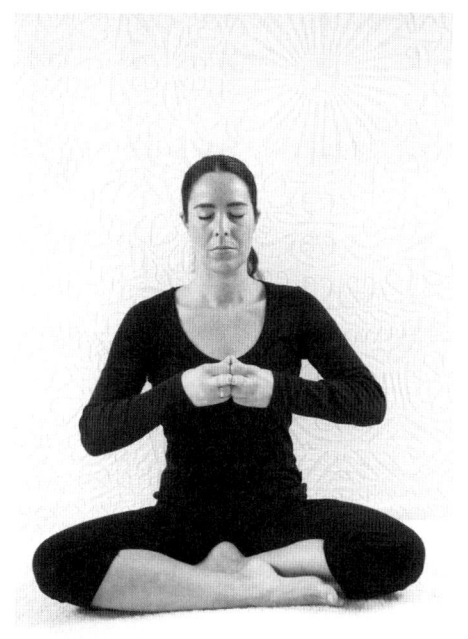

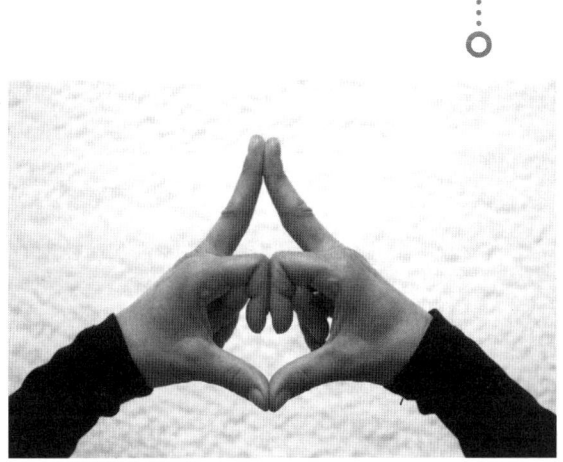

Konzentrieren Sie sich auf die Nasenspitze. Der Blick auf die Nasenspitze wirkt auf das 5. Chakra, das Energiezentrum für Kommunikation und Wahrheit. Atmen Sie tief ein, und halten Sie den Atem an, während Sie ein Mantra Ihrer Wahl 11- bis 21-mal im Stillen wiederholen. Atmen Sie aus, halten Sie den Atem aus, und wiederholen Sie das Mantra genauso oft wie beim ersten Mal. Meditieren Sie drei bis elf Minuten lang.

Tipps zur
Überwindung von Neid

··· Stellen Sie sich die Frage: »Wie würde ich mich fühlen, wenn ...?«

··· Damit wir etwas Gutes im Leben haben, müssen wir immer einen Preis bezahlen. Beneiden Sie den anderen Menschen auch darum?

··· Sagen Sie sich so lange den Satz »Ich gönne es dem anderen Menschen«, bis Sie innerlich zustimmen können.

··· Aktivieren Sie Ihr kreatives Potenzial, und gelangen Sie selbst zur Zufriedenheit.

··· Was können Sie unternehmen, damit Sie Ihren eigenen hohen Ansprüchen genügen?

··· Was macht Sie in Ihrem Leben glücklich und zufrieden?

··· Ist es wirklich Ihr Ziel, dieses oder jenes zu besitzen, und das um jeden Preis der Welt? Macht Sie das dann glücklich?

··· Die Welt und der Kosmos sind so immens vielfältig. Es ist Raum genug vorhanden, sodass jeder Mensch seinen Platz und seine Aufgabe finden kann.

··· Neid teilt Ihnen mit, was genau Ihnen fehlt und was Sie brauchen, damit Sie sich wohlfühlen.

··· Versuchen Sie, das Geschehene positiv zu verarbeiten.

··· Wählen Sie Alternativen zu Ihrem Verhalten.

··· Suchen Sie neue Bewältigungsstrategien.

··· Finden Sie Argumente dafür, dass es sich nicht lohnt, auf jemanden oder etwas neidisch zu sein.

··· Setzen Sie die Macht des Neids außer Kraft, indem Sie Ihre eigenen Schätze hervorheben.

6. Einheit: Wut

Ich transformiere meine Wut in Vitalität

Wut und Ärger gehören zu unserem Leben. Wir können emotional werden, aber dies sollte nicht in ein unkontrolliertes Verhalten ausufern. Wir schaden unserer Gesundheit und stehen vor unseren Mitmenschen als Versager da, wenn wir sie vollständig ausleben. Wir verlieren uns selbst und geraten ins Trudeln. Umgangssprachlich sagen wir auch „rasend vor Wut sein". Andererseits können solche aufwühlenden Gefühle uns krank machen und uns kostbare Lebensqualität rauben, wenn wir versuchen, sie zu unterdrücken.

Wut ist ein extrem machtvoller Gefühlszustand. Wut erschöpft uns, laugt uns aus und schnürt uns ein. Wenn wir wütend sind, verspüren wir diese heftigen Gefühlsausbrüche auch auf der körperlichen Ebene. Indem weniger Blut zum Gehirn fließt, wird unsere Intelligenz vermindert, unsere Fähigkeit, zu kommunizieren, reduziert und unser ganzes Wohlergehen beeinträchtigt.

Gefühle sind Nahrung für unsere Seele. Leben wir in Wut, Kälte und einer negativen Umgebung, so verroht unsere Seele und wir entwickeln uns zu »gefühllosen Maschinen«.

Es ist immer wichtig, auch die äußeren Ursachen zu betrachten. Wut kommt auf, wenn andere Menschen ihre Versprechen oder Verpflichtungen nicht einhalten. Wir empfinden dann eine große Ohnmacht, Verzweiflung, fühlen uns als Opfer, und uns fehlen sinnvolle

Bewältigungsstrategien. Auch unser Ego ist stark angegriffen, es braucht Aufmerksamkeit.

Weil sich Situationen so oder so er geben haben oder ein anderer Mensch sich auf eine besondere Art und Weise verhalten hat, fühlen wir uns nicht respektiert, sind gekränkt und werden wütend. Dies kann ein bequemer Weg sein, unsere Verantwortung auf andere abzuschieben. Doch jeder Mensch ist für seine Gefühle selbst verantwortlich und bestimmt selbst, wie es ihm geht.

Hinter der Wut stecken oft Trauer und eine seelische »Wunde«. Große Enttäuschungen und tiefe Verletzungen entstehen, wenn unsere wahren Bedürfnisse nicht befriedigt werden, wenn der Wesenskern in Konflikt mit der Außenwelt gerät. Diese Emotionen stammen, wie auch der Schmerz, aus der Vergangenheit und können uns am Vorwärtskommen hindern. In solchen Momenten stecken wir in der Vergangenheit fest und befinden uns nicht im Hier und Jetzt. Solange uns das nicht bewusst ist, kann keine ehrliche Auseinandersetzung stattfinden. Wenn wir uns nicht mit unserem Wesenskern identifizieren, entsteht Wut.

Manchmal staut sich Wut allmählich auch an. Wenn sie dann aus uns herausbricht, haben wir bereits einige emotionale Phasen durchgemacht. Meistens beginnt es mit einem Schock, dem Rückzug in sich selbst, Depression, Selbstvorwürfen und Aggression sich und anderen gegenüber. Diese Entwicklung endet häufig in Zornesausbrüchen und blinder Wut.

Wir glauben, dass äußerliche Dinge oder andere Menschen uns glücklich oder aggressiv machen. Aber das ist nicht richtig, denn Gefühle entstehen in uns, und wir erlauben ihnen, Besitz von uns zu ergreifen. Die Methode, von außen doch noch Bedürfnisse erfüllt zu bekommen, scheitert, weil die Lösung eines jeden Problems in jedem von uns selbst liegt.

Negative Gefühle wie Ärger, Wut und Zorn aktivieren uns und machen uns bewusst, dass sich etwas in uns bewegt. Es gilt nun, einen Weg bzw. eine Lösung zu finden und uns die Frage zu stellen, was das Gefühl über uns aussagt. Vergebung ist ein wichtiger Bestandteil der Verarbeitung von Wut und Verletzungen durch andere Menschen. Vergebung macht uns wieder frei.

Wut gehört auf der körperlichen Ebene zum 3. Chakra und zur Gallenblase. Diese steht für die Kampfeslust, Aggression und die Durchsetzung. Umgangssprachlich sagt man auch »jemandem fließt die Galle über«, wenn sich zu viel Wut angestaut hat. Gallensteine sind versteinerte Wut. Bei jedem Wutausbruch wird das Hormon Adrenalin ausgeschüttet.

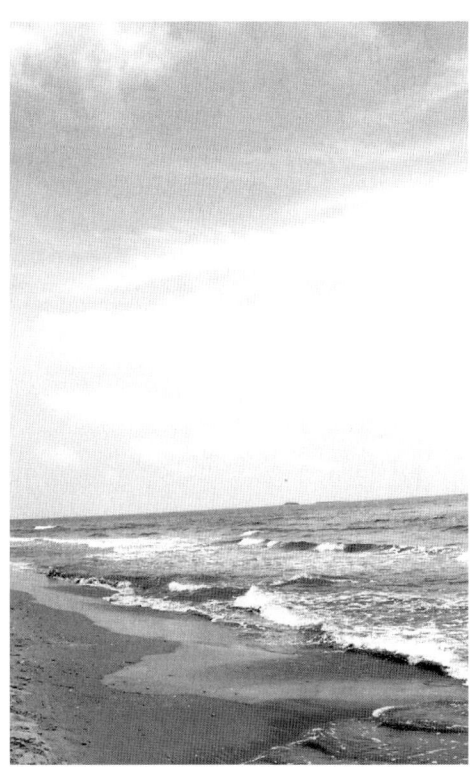

Übungsreihe

zur Auflösung von innerer Wut
(To Relieve Inner Anger)

»Innerer Ärger ist die Basis für Minderwertigkeits- und Überheblichkeitskomplexe, für Manipulation und Lügen. Innerer Ärger blockiert dich, eine Beziehung zu dir selbst zu haben. Diese Übungsreihe arbeitet am Körpersystem, um uns von innerem Ärger zu befreien.«

Yogi Bhajan

Erläuterung der Autorinnen:
Diese Übungsreihe sollte dynamisch ausgeführt werden, damit alle angestaute Wut körperlich abfließen kann. Sie befreit uns und erschafft neuen Raum und neue Perspektiven für den Umgang mit dem Alltag.

Machen Sie jede Übung in der angegebenen Zeit, spüren Sie nach, und entspannen Sie kurz.

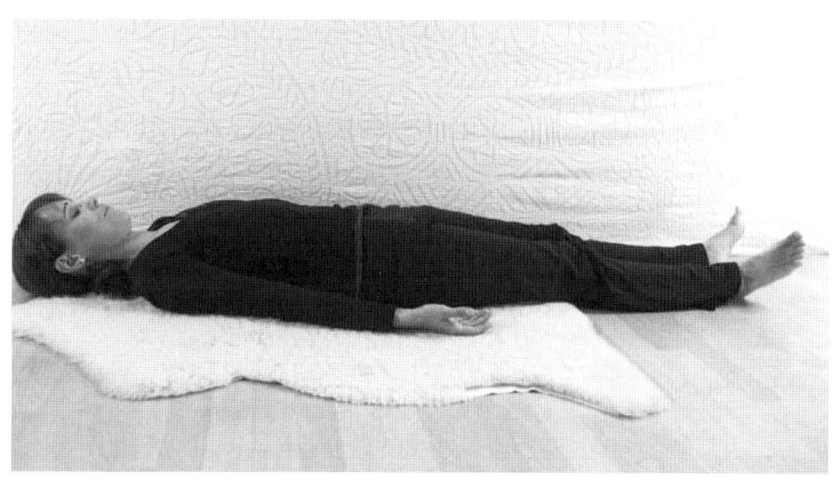

1.

Kommen Sie in die Rückenlage, die Arme liegen neben dem Körper, die Handflächen zeigen nach oben. Machen Sie ein Geräusch, als ob Sie laut schnarchen würden.

Machen Sie diese Übung maximal eineinhalb Minuten lang.

Erläuterung der Autorinnen:
Diese Übung wirkt entspannend.

2.

Weiterhin auf dem Rücken liegend, heben Sie Ihre gestreckten Beine 15 Zentimeter über den Boden und halten die Position. Wenn Sie Probleme im Bereich des unteren Rückens haben, legen Sie Ihre Hände mit den Handflächen nach unten unter Ihr Gesäß.

Machen Sie diese Übung ein bis zwei Minuten lang.

Erläuterung der Autorinnen:
Diese Übung stärkt Ihre Bauch- und Rückenmuskulatur und verleiht Ihnen Kreativität und Vitalität.

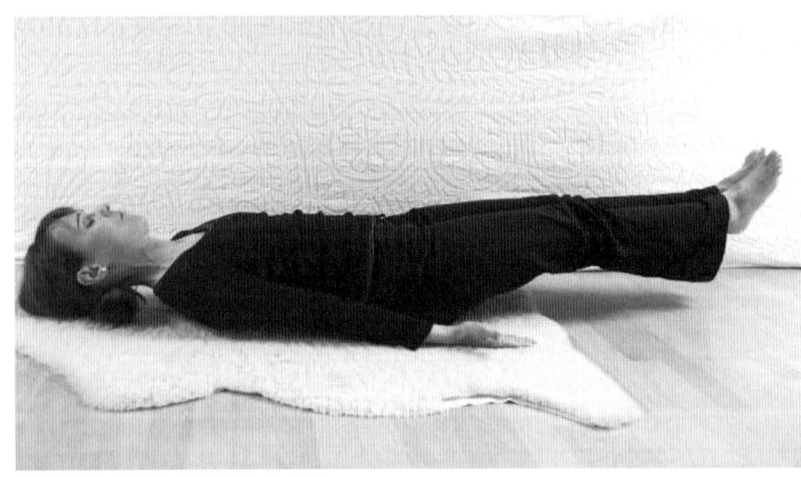

3.

Bleiben Sie in der Position mit den angehobenen Beinen, strecken Sie die Zunge weit heraus, und machen Sie den Feueratem durch den weit geöffneten Mund.

Machen Sie diese Übung maximal eineinhalb Minuten lang.

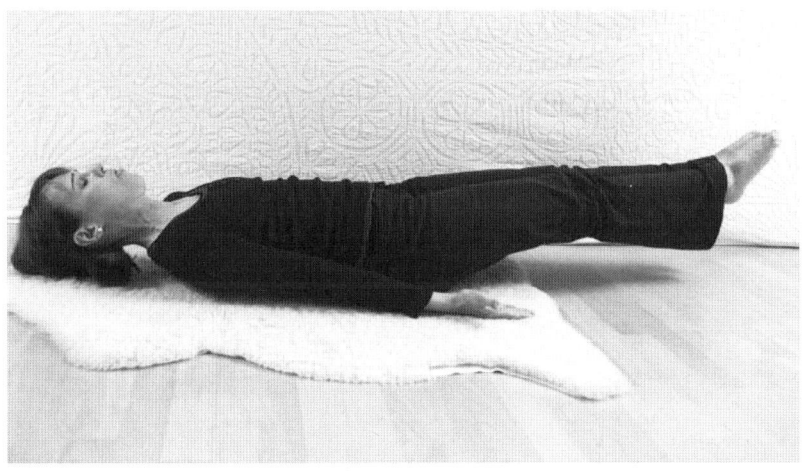

Erläuterung der Autorinnen:
Durch die herausgestreckte Zunge können Sie sich entgiften, und Sie energetisieren sich gleichzeitig.

4.

Aus der Rückenlage heben Sie die gestreckten Beine im 90°-Winkel nach oben. Schlagen Sie mit aller Wut, die Sie aufbringen können, Ihre Handflächen kräftig und schnell auf den Boden.

Machen Sie diese Übung ein bis zweieinhalb Minuten lang.

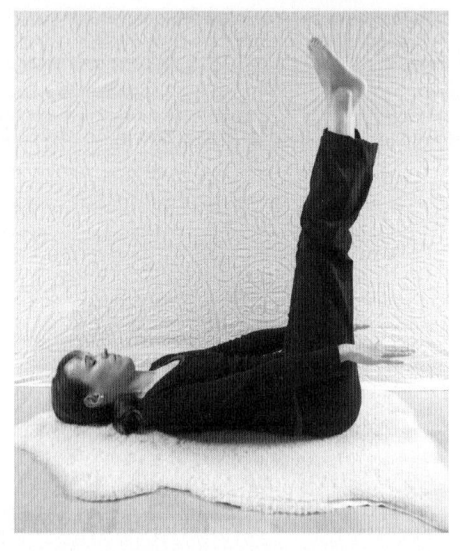

Erläuterung der Autorinnen:
So können Sie sich von Ihrer Wut befreien.

5.

Ziehen Sie im Liegen die Knie an die Brust, umschlingen Sie sie mit den Händen, und drücken Sie sie noch etwas fester an den Körper. Strecken Sie die Zunge weit heraus, atmen Sie durch den Mund ein und durch die Nase aus. Lassen Sie Ihre Atmung schwer werden.

Machen Sie diese Übung ein bis zwei Minuten lang.

Erläuterung der Autorinnen:
Sie werden introvertiert und auch kör-
perlich in sich gekehrt.

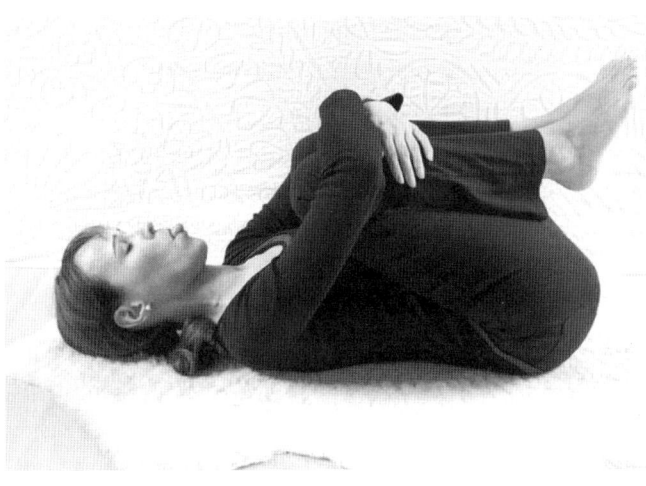

6.

Setzen Sie sich in die Zölibatshaltung, das Gesäß ist zwischen den Fersen am Boden. Falls Sie diese Position nicht ausführen können, nehmen Sie den Fersensitz ein. Kreuzen Sie die Unterarme über der Brust, die Hände liegen oberhalb der Ellbogen. Pressen Sie die Arme fest gegen den Brustkorb. Beugen Sie Ihren Oberkörper nach vorn, bis die Stirn den Boden berührt, und richten Sie sich wieder auf.

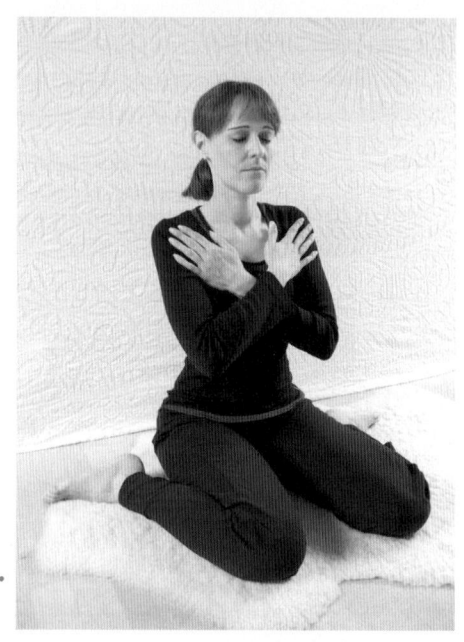

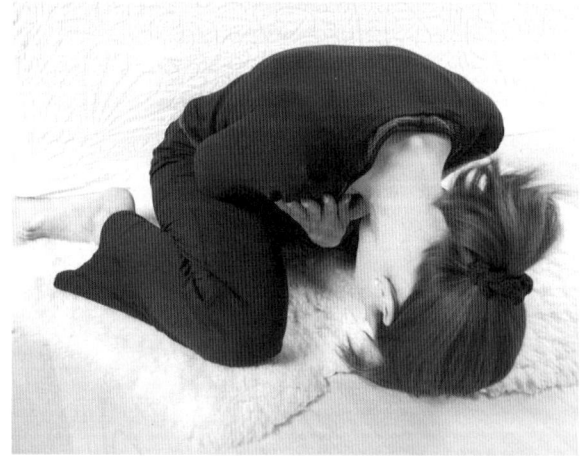

Machen Sie diese Bewegung ein bis zweieinhalb Minuten lang. Beginnen Sie mit einem Tempo von etwa 30 Verbeugungen pro Minute. Dann steigern Sie Ihr Tempo, bis Sie Ihr maximales Tempo erreichen, 30 Sekunden lang.

Erläuterung der Autorinnen:
Diese Übung regt alle Verdauungsorgane an.

7.

Strecken Sie die Beine vor sich aus, und klopfen Sie sich am ganzen Körper mit den Handflächen ab.

Machen Sie diese Übung mit schnellen Bewegungen zwei Minuten lang.

Erläuterung der Autorinnen:
Beleben Sie sich mit dieser Übung.

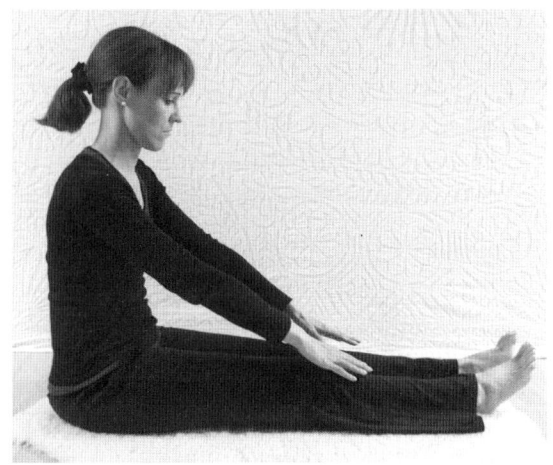

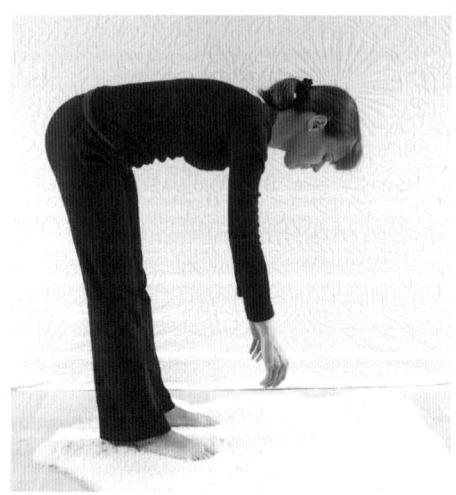

8.

Stehen Sie auf, beugen Sie sich vor, und halten Sie Ihren Oberkörper parallel zum Boden. Lassen Sie die Arme und Hände locker hängen. Bleiben Sie in dieser Position, und singen Sie ein Mantra.

Machen Sie diese Übung ein bis drei Minuten lang.

Erläuterung der Autorinnen:
Mit dieser Übung lassen Sie alles los.

Singen Sie Ihr Mantra weiter, und legen Sie sich auf den Bauch. Stützen Sie die Hände unter den Schultern auf den Boden. Drücken Sie langsam Ihren Oberkörper nach oben in die Kobraposition, und legen Sie den Kopf in den Nacken. Wenn es Ihnen möglich ist, strecken Sie dazu die Arme gerade aus. Zur Schonung des Rückens können Sie die Ellbogen etwas gebeugt lassen oder sich auf die Unterarme stützen (halbe Kobra). Halten Sie diese Position für eine Minute. Singen Sie weiter, und kreisen Sie aus dieser Position heraus eineinhalb Minute lang mit dem Kopf. Bleiben Sie weiterhin in der Kobraposition, und treten Sie nun für eine halbe Minute mit den Füßen den Boden.

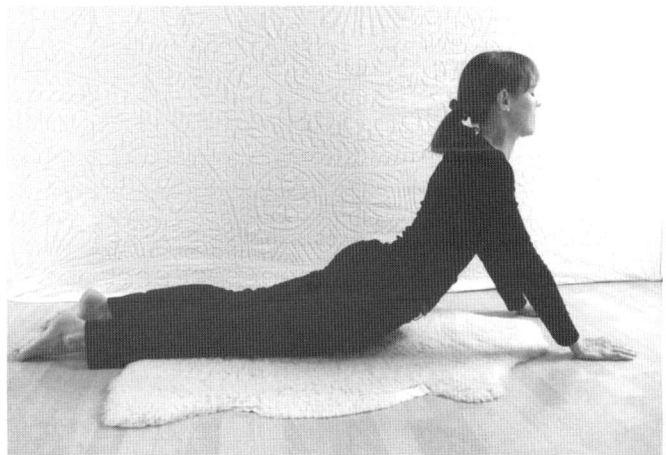

Erläuterung der Autorinnen:
Diese Übung erhöht Ihre Beweglichkeit und lässt die Energie zu den höheren Chakren fließen.

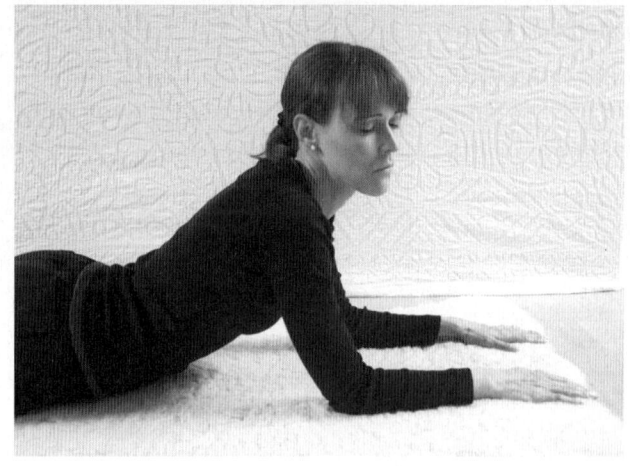

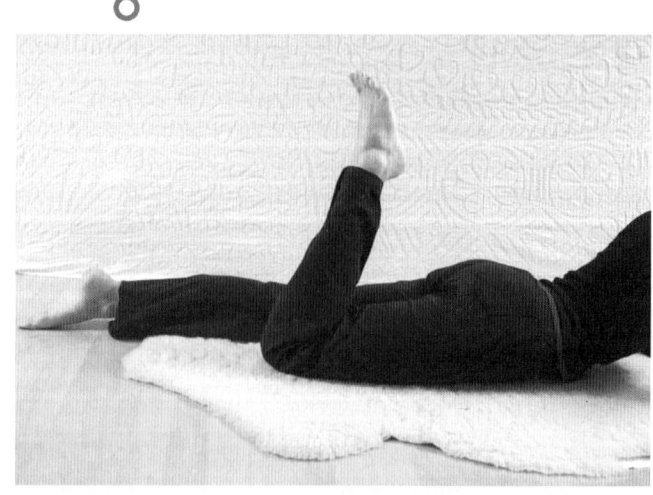

10.

Sitzen Sie im Schneidersitz, und strecken Sie die Arme über den Kopf. Verschränken Sie die Hände, die Zeigefinger liegen aneinander und zeigen gerade nach oben. Die Oberarme liegen an den Ohren, und die Ellbogen sind gerade gestreckt. Beim Einatmen ziehen Sie den Beckenboden, After und Bauchnabel nach innen und oben und sagen vom Nabelzentrum aus: SAT, und beim Ausatmen lösen Sie diese Muskeln und sagen: NAM.

Machen Sie diese Übung eine Minute und 15 Sekunden lang in einem kraftvollen Rhythmus.

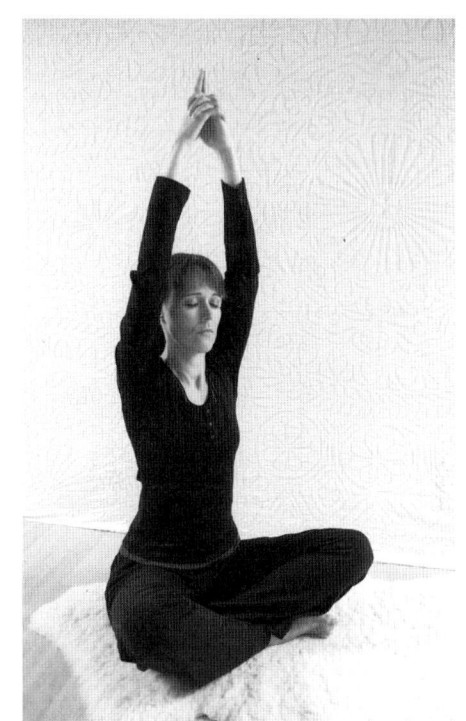

Legen Sie sich auf den Rücken, und entspannen Sie für 10–15 Minuten. Danach schütteln Sie den gesamten Körper kräftig aus.

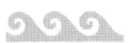

Erläuterung der Autorinnen:
Mit dieser Übung lassen Sie die Energie von ganz unten, dem Wurzelchakra, entlang der Wirbelsäule bis nach oben zum Kronenchakra aufsteigen.

Meditation für den Umgang mit einer schwierigen Situation
(Meditation to Handle a Grave Situation)

Erläuterung der Autorinnen: Durch diese Meditation können Sie innere Konflikte auflösen. Begeben Sie sich in die Beobachterrolle. Sobald Ihr Körper weiß, dass ihm der Atem fehlt, aktiviert er alle zur Verfügung stehenden Kräfte, damit neue Einsichten oder Problemlösungen in Ihnen aufsteigen können. Die geballte Kraft der Negativität kann sich in Positivität umwandeln.

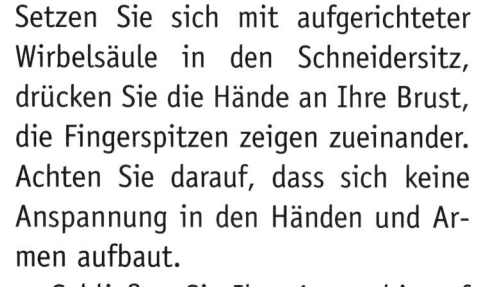

Setzen Sie sich mit aufgerichteter Wirbelsäule in den Schneidersitz, drücken Sie die Hände an Ihre Brust, die Fingerspitzen zeigen zueinander. Achten Sie darauf, dass sich keine Anspannung in den Händen und Armen aufbaut.

Schließen Sie Ihre Augen bis auf einen schmalen Sehschlitz. Atmen Sie für fünf Sekunden tief ein, atmen Sie fünf Sekunden lang vollständig aus, halten Sie den Atem 15 Sekunden an. Setzen Sie diese Atmung drei Minuten lang fort, und steigern Sie sich auf elf oder 31 Minuten.

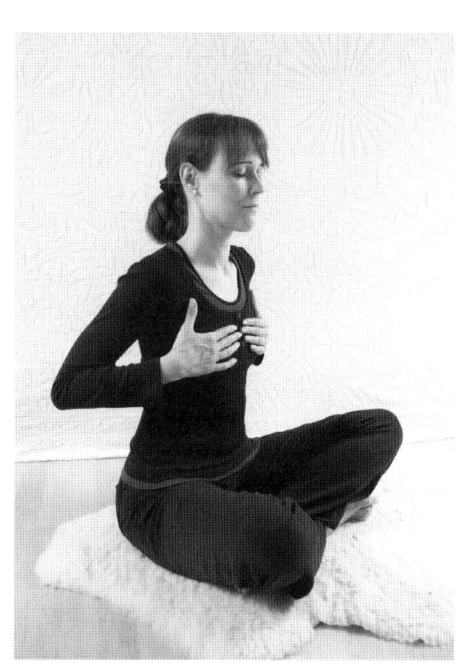

Tipps, damit Sie der Wut nicht hilflos ausgeliefert sind

··· Wenn Sie wütend oder ärgerlich sind, gehen Sie in das Gefühl hinein, lassen Sie es geschehen, akzeptieren Sie es, und beobachten Sie genau, was in Ihnen passiert. Diese Erfahrung steht im Gegensatz zu der Empfindung, dass Sie von einem Gefühl überrollt werden und ihm ohnmächtig ausgesetzt sind. Indem Sie das Gefühl durch sich hindurchfließen lassen, lassen Sie es los und kanalisieren diese gewaltige Energie.

··· Trotz der enormen Intensität üben Sie, in Ihrer Mitte zu bleiben. Die bewusste Atmung kann Ihnen dabei helfen, denn durch die Atmung beeinflussen Sie Ihre Gefühle.

··· Wenn Sie »Dampf ablassen« wollen: Machen Sie die Feueratmung, denn diese wirkt reinigend. Sie veratmen die Wut energetisch und wandeln sie in fließende Energie um.

··· Wandeln Sie Ihre Wut in Handlungsenergie um, und verhindern Sie dadurch, dass Sie von Wutanfällen überrascht werden.

··· Trinken Sie ein Glas Wasser, und löschen Sie damit die Flammen der Wut.

··· Erkennen Sie Ihre Muster, lassen Sie diese durch Meditation und Singen in den Kosmos entweichen, und befreien Sie sich so von inneren Spannungen und Ihrer Wut.

- Schaffen Sie sich Rückzugsmöglichkeiten, und enttarnen Sie mögliche Auslöser der Wut.

- Ist es für Sie stimmig, in einer Situation auszurasten? Stimmig bedeutet, dass sich eine Situation für Sie gut anfühlt.

- Transformieren Sie Wut in Willenskraft.

- Was könnte für Sie eine konstruktive Möglichkeit darstellen, mit einer Situation umzugehen, in der Sie wütend werden?

- Wenn Sie vor Wut schäumen, sagen Sie sich: »Ich lasse alle Wut wie eine Seifenblase zerplatzen.«

- Akupressurpunkt für die Gallenblase: Er befindet sich einen halben Fingerbreit auf waagrechter Linie vom Augenwinkel entfernt.

- Akupressurpunkt für die Leber: Er befindet sich auf der rechten Vorderseite, am unteren Rand des Rippenbogens in der Mitte.

- Stellen Sie sich eine positive Beziehung zwischen Ihrer Seele und der Seele desjenigen vor, der Sie wütend gemacht hat.

7. Einheit: Angst

Ich überwinde meine Erstarrung

»Du brauchst nur eines, um Berge zu bezwingen, Meere zu überqueren, Schwierigkeiten zu überwinden und deinen Aufgaben nachzukommen: Vertrauen in dich selbst.«

Yogi Bhajan

Angst ist wichtig und grundsätzlich nicht negativ zu bewerten, denn sie hat eine Funktion. Wir unterscheiden zwei Formen von Angst. Eine reale Angst ist wichtig. Sie warnt uns vor Gefahren im Hier und Jetzt, z. B. vor einer heißen Herdplatte. Die zweite Form der Angst ist eine Emotion aus einer früheren Situation und daher eher unbewusst.

Angst manifestiert sich auch auf der körperlichen Ebene. Angst kommt vom lateinischen Wort »angustus«, das Enge bedeutet. Die betroffenen Organe sind Herz und Niere. Bei Angstzuständen entsteht eine Enge im Herzen und in der Wahrnehmung: Wir können nicht mehr klar denken, nicht mehr klar sehen und sehen kaum einen Ausweg aus Problemen. Eine Schutzstrategie gegen Angst und Schmerz ist es, empfindungsarm zu werden.

Angst lähmt alle Lebensfunktionen, sie macht starr und behindert den Fluss des Lebens.

Es ist wichtig, dass wir uns unseren Ängsten stellen und sie bewusst betrachten. Verdrängen wir sie, so lagern sie sich in unserem Unterbewusstsein ab und tauchen in Albträumen,

Phobien, Angst- oder Panikattacken wieder auf. Verdrängen Sie sie nicht, sondern konfrontieren Sie sich mit Ihren Ängsten, und stellen Sie sich den Gegebenheiten, damit die Angst nicht Ihr Leben dominiert.

Angst entsteht, wenn wir keinen Kontakt zu unserer Seele haben und uns von ihr, anderen Menschen und unserem höheren Selbst isoliert haben. Ein geringes Selbstwertgefühl und Selbstbewusstsein führen dazu, dass wir uns zu wenig zutrauen. Dieses fehlende Vertrauen in uns selbst und in die Fürsorge des Kosmos für jedes Lebewesen schwächen uns. Heilsam ist es, das Vertrauen in sich selbst, in das Leben sowie den eigenen Glauben (z. B. an das Gute, an Gott oder das Universum) zu stärken.

Ein erster Schritt zur Überwindung von Ängsten ist es, Vertrauen zu sich selbst und zu seinen Fähigkeiten zu entwickeln, sich anzunehmen, wie man ist: mit allen Stärken und Schwächen. Entwickeln Sie Respekt vor sich selbst und Selbstliebe. Narzissmus und Selbstverherrlichung sind nicht gemeint.

Angst zeigt Ihnen Ihre Selbstbegrenzung. Ein nächster Schritt ist es, bewusst über Ihre Grenzen hinauszugehen und sich weiterzuentwickeln, d.h., Ihr Verhalten zu ändern. Anstatt die Angst weiterhin zu nähren, lenken Sie so Ihre Energie in die Lösung des Problems.

Am leichtesten ist es, wenn Sie die Beobachterposition einnehmen, so können Sie neutral sein.

Betrachten Sie die Angst, ohne sie zu bewerten. Welches Thema steckt dahinter? Welche tieferen Ursachen lassen sich ergründen? Was können Sie aus der Angst lernen? Erkennen Sie ein Muster? Ist es eine berechtigte Angst, oder reproduzieren Sie eine vergangene, unangenehme Situation?

Wenn Sie die Ursache für ein Muster erkennen, können Sie die aktuelle Situation auflösen und auch alte Erfahrungen verarbeiten. Sie werden sich Ihres inneren Konflikts bewusst. Sie durchbrechen die Gedanken und Empfindungen, wie z.B. die Angst, zu versagen bzw. nicht gut genug zu sein oder zu scheitern. Sie erlauben sich, solche Gefühle und Emotionen loszulassen. Wenn Sie z.B. unter Prüfungsangst leiden, machen Sie sich den schlimmsten Fall bewusst. Wäre eine Wiederholung der Prüfung wirklich so schlimm? Gegen Angstzustände hilft Wissen. Der Druck, den Sie auf sich selbst ausüben, kann Sie lähmen. Anstatt sich optimal auf die Prüfung vorzubereiten, verpufft Ihre Energie in Angstszenarien.

Sie können sich ganz bewusst dazu entschließen, Dinge zu ändern (Perspektivenwechsel) und Ihre Einstellung und innere Haltung konstruktiv auszurichten. Sie sind der Meister bzw. die Meisterin Ihres Lebens, also auch Ihrer Ängste. Glauben Sie an Ihre eigene Kraft und Energie. Denn wo Mut und Stärke sind, hat Angst keine Chance.

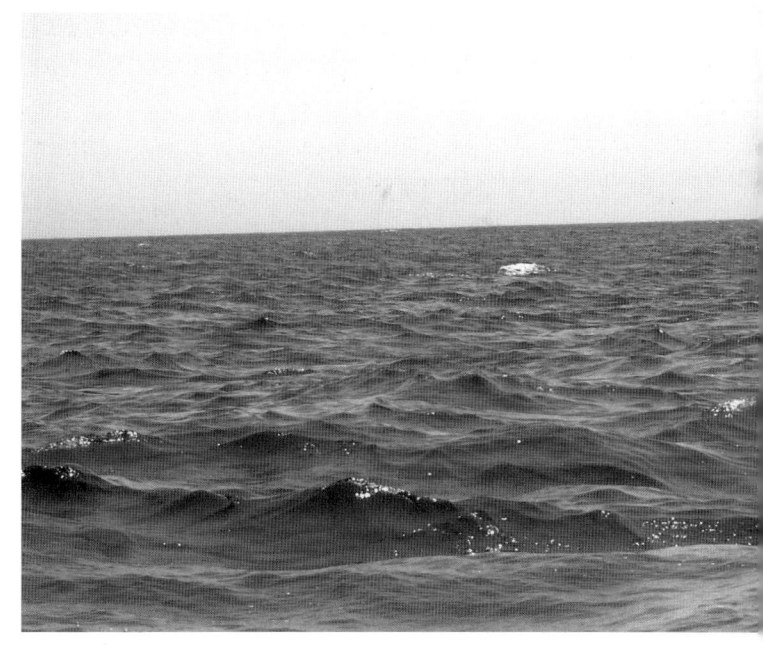

Übungsreihe

zur Zentrierung: Nabhi Kriya
(Nabhi Kriya)

Erläuterung der Autorinnen:
Diese Übungsreihe arbeitet am Nabelzentrum und stärkt Ihre Kraft aus der
Mitte. Sie treten in Kontakt mit Ihrer
eigenen »Batterie«, Ihrer Energiequel-
le. So entwickeln Sie Kraft und Mut,
die Gegenspieler der Angst.

Diese Übungsreihe ist für Fortge-
schrittene gedacht. Als AnfängerInnen
können Sie die kürzeren Übungszeiten
wählen.

1.

Legen Sie sich auf den Rücken, Ihre Hände ruhen mit den Handflächen nach unten neben Ihnen. Heben Sie Ihr rechtes Bein beim Einatmen um 90° an, und senken Sie es, während Sie ausatmen. Wiederholen Sie diese Bewegung mit dem linken Bein. Heben und senken Sie die Beine abwechselnd mit tiefer und kräftiger Atmung zwei bis zehn Minuten lang.

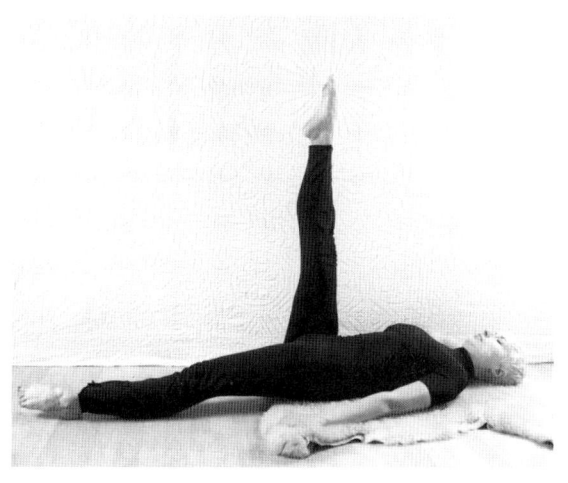

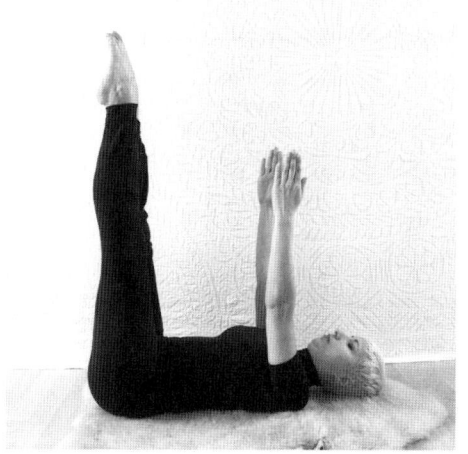

2.

Heben Sie ohne Pause zwischen Übung 1 und 2 beide Beine beim Einatmen um 90° an, und senken Sie sie beim Ausatmen zum Boden. Strecken Sie die Arme gerade nach oben, die Handflächen zeigen zueinander, dies dient dem Gleichgewicht und der Energie. Führen Sie diese Übung ein bis fünf Minuten lang aus.

3.

Ziehen Sie die Knie an die Brust, und halten Sie sie mit den Armen fest. Der Kopf ruht am Boden. Entspannen Sie fünf Minuten in dieser Haltung.

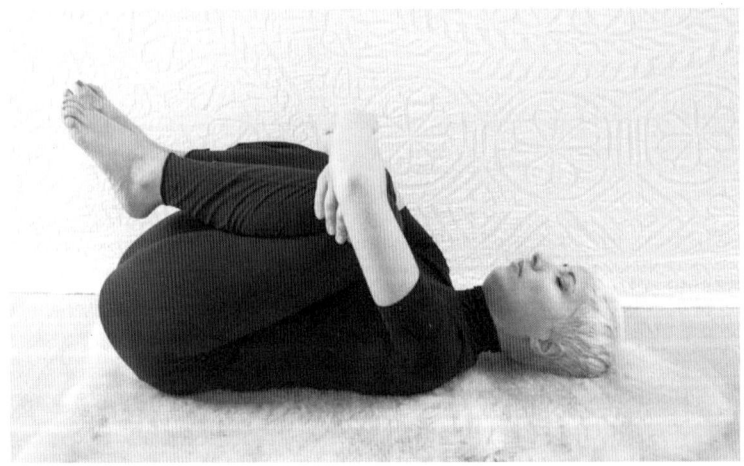

4.

Beginnen Sie mit der Haltung aus Übung 3, atmen Sie ein, und strecken Sie beide Arme seitlich aus, heben Sie gleichzeitig die Beine in einen 60°-Winkel an. Kommen Sie beim Ausatmen in die Ausgangsposition zurück, und wiederholen Sie diesen Ablauf drei bis 15 Minuten lang.

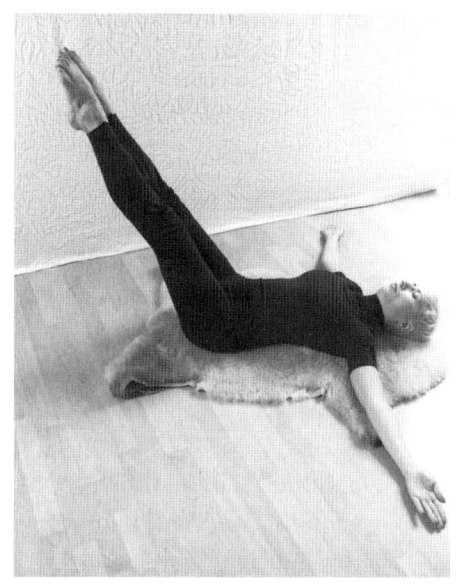

5.

Ziehen Sie das linke Knie an die Brust, und halten Sie es mit beiden Armen fest. Heben Sie Ihr rechtes Bein beim Einatmen so schnell wie möglich hoch, und senken Sie es beim Ausatmen wieder. Setzen Sie die Übung eine Minute lang fort. Wechseln Sie zur anderen Seite, und führen Sie die Übung eine Minute lang aus. Wiederholen Sie den Ablauf auf jeder Seite noch einmal eine Minute lang.

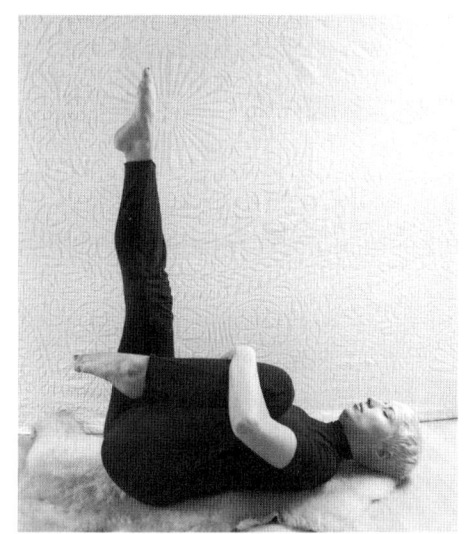

6.

Stellen Sie sich aufrecht hin, und strecken Sie beide Arme senkrecht hoch, sodass die Oberarme die Ohren berühren. Die Fingerspitzen zeigen nach hinten, die Handflächen zur Decke. Beugen Sie sich beim Ausatmen mit gestreckten Armen nach vorn, und berühren Sie mit den Handflächen den Boden. Spannen Sie Mulbhand an (Beckenboden, Aftermuskulatur und Nabelpunkt nach innen und oben), und richten Sie sich beim Einatmen wieder auf, lösen Sie dann Mulbhand. Führen Sie diese Übung ganz langsam und bewusst ein bis zwei Minuten lang aus. Atmen Sie dabei tief ein und aus. Erhöhen Sie Ihr Atemtempo, und führen Sie die Übung eine weitere Minute fort.

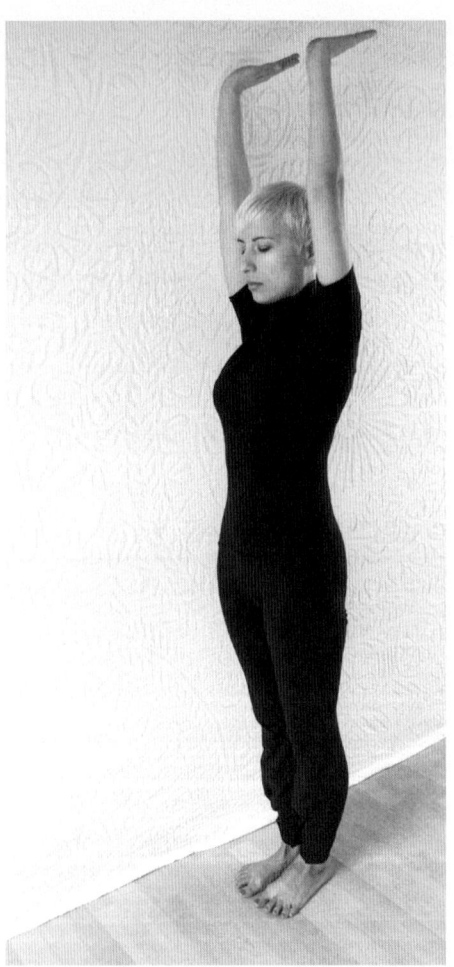

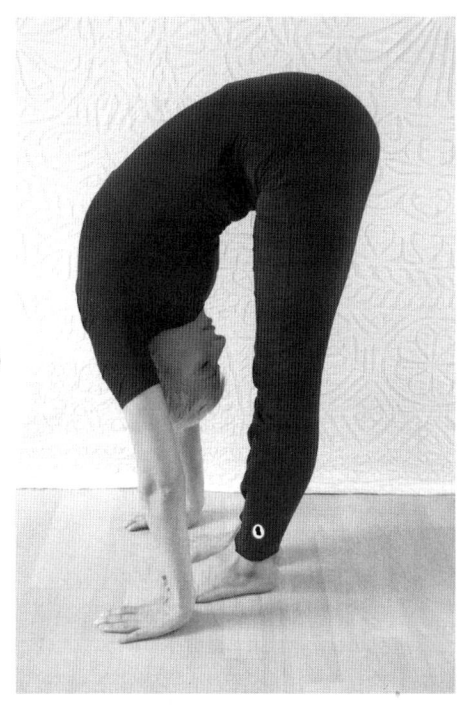

7.

Entspannen Sie sich vollkommen, oder meditieren Sie 10–15 Minuten lang.

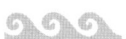

Meditation für ein kraftvolles Selbstvertrauen und gegen Ängste

Erläuterung der Autorinnen:

Diese Meditation hilft Ihnen, ein gesundes Selbstvertrauen zu entwickeln. Sie wirkt zentrierend und unterstützt Sie darin, Ihre Ängste loszulassen. Sie verbindet Sie mit Ihrer Kraft, sodass Sie die Herausforderungen und Aufgaben des Lebens leichter meistern können.

Setzen Sie sich mit aufgerichteter Wirbelsäule in den Schneidersitz. Legen Sie die Handflächen aneinander, die Fingerspitzen berühren sich. Legen Sie den rechten Daumen über den linken, und drücken Sie beide Daumen tief zwischen die Hände. Halten Sie die Unterarme parallel zum Boden, und heben Sie die Hände so weit an, dass die nach oben weisenden Fingerspitzen sich auf der Höhe der Lippen befinden. Ihre Augen sind leicht geöffnet.

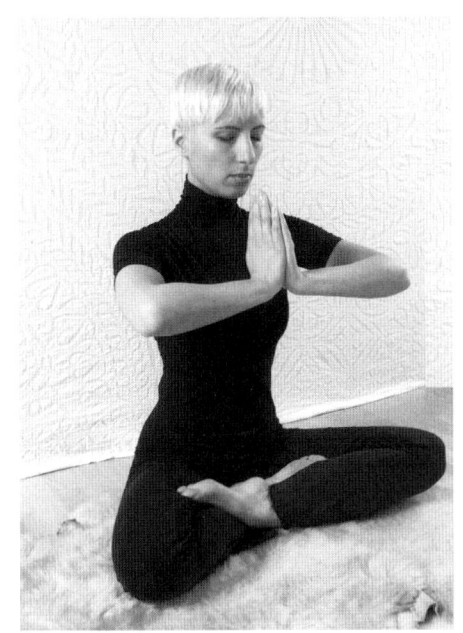

Atmen Sie tief ein, und singen Sie beim Ausatmen mit gleichförmiger Stimme

Har Har Har Har Hari Hari.

Har bedeutet Kraft, Hari bedeutet schöpferischer Charakter.

Atmen Sie wieder ein, und wiederholen Sie beim Ausatmen das Mantra. Setzen Sie dies drei bis elf Minuten lang fort.

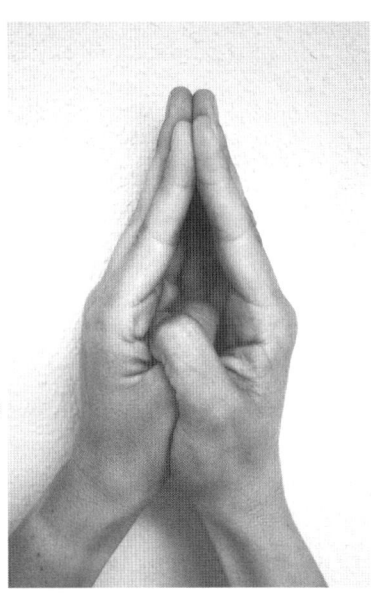

Tipps zur
Überwindung der Angst

··· Akupressurpunkte: Diese befinden sich an beiden Seiten des Brustbeins, unter dem Schlüsselbein.

··· Lassen Sie die Angst zu, betrachten Sie sie, damit Sie sie endgültig loslassen können.

··· Danken Sie Ihrer Angst, dass sie Sie auf Dinge aufmerksam gemacht hat, die bearbeitet werden sollen. Sie hat ihren Sinn erfüllt und darf sich in Frieden zurückziehen.

··· Sehr oft bleiben die Befürchtungen und Sorgen nur Gedankenspiele. Die richtige Distanz zur Angst erschaffen Sie, indem Sie sich bewusst machen, was im schlimmsten Fall eintreten kann. Bereits diese Vorstellung kann Ihrer Angst den Nährboden entziehen.

··· Finden Sie positive Affirmationen, wie z. B.:
 ·· Ich liebe mich, so wie ich bin. Ich bin ich.
 ·· Mut und Vertrauen sind meine Begleiter.
 ·· Ich schaffe das.

··· Auch eine gute Energieversorgung hilft Ihnen bei der Überwindung der Angst. Vitales Essen (z. B. frisches Obst und Gemüse, Vollwertkost), viel frische Luft und Sonnenlicht können Sie unterstützen.

··· Aktivität, Bewegung, Entspannung und Atemübungen zentrieren Sie wieder und lassen Sie innerlich zur Ruhe kommen.

··· Meditation: Durch Meditation sinkt der Milchsäurespiegel im Blut, und dies bewirkt eine Herabsetzung des Angstpotenzials.

··· Handhaltung: Legen Sie Ihre Daumen über Kreuz, so nehmen Sie sich die Zukunftsangst.

··· Stellen Sie sich vor, wie Sie die Situation, die Ihnen Sorgen und Ängste einflößt, mit Leichtigkeit und Zufriedenheit meistern.

··· Stärken Sie schrittweise Ihr Selbstwertgefühl und Ihr Selbstvertrauen. Machen Sie sich bewusst, was Sie gut und gerne tun. Wo liegen Ihre besonderen Talente?

··· Meditieren Sie auf Ihre persönliche Sinnfindung. Womit erfreuen Sie sich selbst und andere? Wann fühlen Sie sich erfüllt?

Toleranz

8. Einheit: Toleranz

Ich bin offen für neue Wege

»Es gehört viel mehr Mut dazu, tolerant zu sein, als jemanden anzugreifen.«

Yogi Bhajan

Das Wort Toleranz stammt vom lateinischen Verb »tolerare« ab und bedeutete ursprünglich ertragen, durchstehen, aushalten oder erdulden.

Toleranz beschreibt die Fähigkeit, duldsam gegenüber jeglicher Form des Andersseins oder anderen Handelns zu sein. Sie bedeutet auch, eine andere Ansicht oder eine andere Herkunft zu respektieren. Erst wenn ein gewisses Maß, die Toleranzschwelle, überschritten ist, kommt es zu notwendigen Reaktionen. Intoleranz meint, kein Anderssein zu akzeptieren.

Erst die Toleranz ermöglicht es uns Menschen, zusammenzuleben und Wege für Kommunikation, Kooperation und Harmonie zu finden. Sie schafft den Spielraum dafür, frei zu leben und zu handeln innerhalb eines fairen, humanen und ethischen Rahmens und unter Einhaltung der jeweiligen gesellschaftlichen Gesetze. Toleranz zu leben erfordert eine innere Haltung von Respekt und Achtung anderen gegenüber, gleichzeitig benötigt man ein gewisses Maß an Gelassenheit und Souveränität.

Wir leben in einer ichorientierten und spaßbetonten Gesellschaft. Toleranz bedeutet die Auseinandersetzung mit sich und anderen. Dafür benötigen wir Zeit und Raum, die Dinge zu hinterfragen und sich auch den damit verbundenen Unbequemlichkeiten zu stellen. Die Bereitschaft, andere verstehen zu wollen, wird durch unsere eigene Bequemlichkeit und das Leben an der Toleranzschwelle stark eingeschränkt.

Wir unterscheiden:

Passive Toleranz, d.h., eine Situation oder Sache wird negativ bewertet, der Bewertende enthält sich jedoch einer offenen Reaktion, z.B. um des »lieben Friedens« willen. Wir vermeiden Probleme.

Aktive Toleranz bedeutet absolute geistige Offenheit bis hin zur möglichen Akzeptanz.

Gleichgültigkeit, Ignoranz und Beliebigkeit sind keine Formen von Toleranz, denn dieses Verhalten entspricht nicht einer Interaktion mit anderen Menschen.

Die Intoleranz hat ihren Ursprung in einem geringen Selbstwertgefühl. Es gibt Menschen, die sich selbst gegenüber intolerant sind. Sie tolerieren schon bei sich wenig und erst recht bei anderen Menschen, sie sind sehr kritisch. Es gibt aber auch Menschen, die sich selbst gegenüber sehr großzügig sind, anderen Menschen aber umso härter begegnen. Sie halten sich für etwas Besonderes, hinter dieser Facette verbirgt sich häufig ein überschätztes Ich-Gefühl.

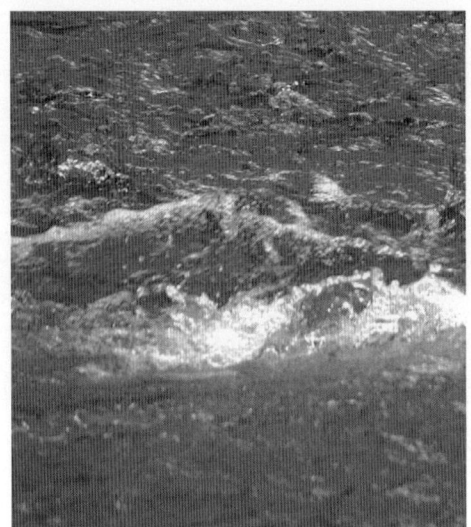
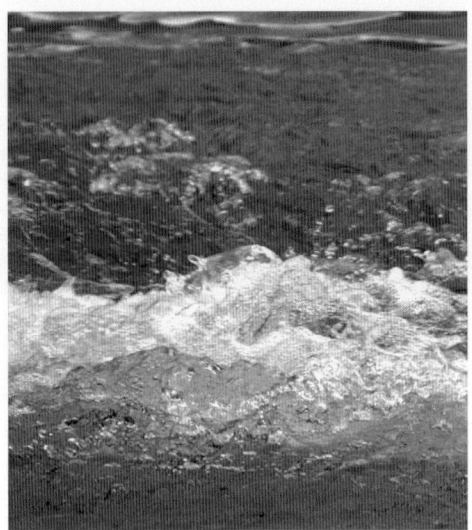

Toleranz basiert also auf einem stimmigen Selbstbewusstsein und einem gesunden Selbstvertrauen, die wahre Toleranzfähigkeit kommt aus dem Kern der eigenen Persönlichkeit. Die eigene Wahrnehmung ist offen und sensibel. Die Begegnung mit anderen Menschen erfolgt souverän, mit emotionaler und sozialer Intelligenz sowie der Bereitschaft, empathisch zu leben.

Wenn Sie die Stärke aufbringen wollen, tolerant und demütig zu sein, sollte Ihr Nabelzentrum stark sein. Mit einem ausbalancierten Nabelzent-rum bleiben Sie in Ihrer Mitte und bei sich selbst. Ihr Nabelzentrum ist die Kraft aus Ihrer Mitte. Ein aktives Nabelzentrum stellt Ihnen die nötige Energie zur Verfügung sowie den erforderlichen Mut, Grenzen zu ziehen und nicht beliebig zu sein. Durch das Ausleben der eigenen Bedürfnisse, ohne dabei egoistisch oder gleichgültig zu sein, können Sie auch großzügig gegenüber anderen Menschen sein.

Eine tolerante Lebenseinstellung erlaubt auch Ihnen, so zu leben, wie Sie es möchten und wie es für Sie gut ist,

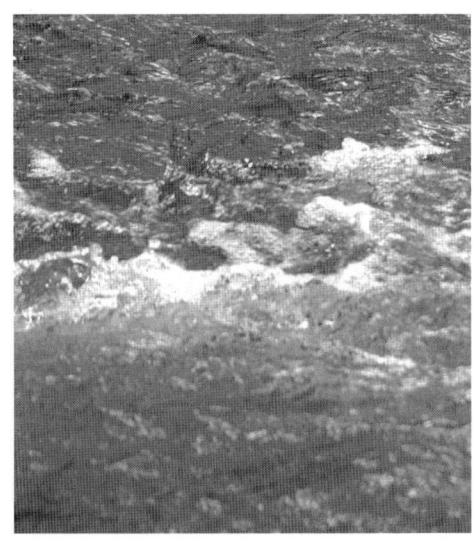

solange Sie damit niemandem schaden. Toleranz und Bescheidenheit, im
Gegensatz zu Arroganz, lassen Sie mit
sich im Reinen sein und ermöglichen
es Ihnen, sich abgrenzen und schützen
zu können, ohne sich z. B. höher zu bewerten. So sorgen Sie gut für sich, mit
Nachsicht und Respekt vor anderen.
Sie brauchen ein Reservoir an Ideen
und Kraft, damit Sie tolerant sein und
ein Problem entsprechend Ihren Wünschen lösen können.

Übungsreihe

für Toleranz (Kriya for Tolerance)

Erläuterung der Autorinnen:

Diese Übungsreihe entwickelt und stimuliert die Nabelenergie, die für den Aufbau und die Freisetzung von Toleranz und gleichzeitiger Demut erforderlich ist. Sie öffnet der Nabelenergie den Weg in die höheren Chakren (Energiezentren) und integriert sie in die ganze Aura. Wenn Sie Ihre körperliche Fitness steigern möchten, fordern Sie sich heraus und machen zwei Durchgänge dieser Übungsreihe.

1.

Setzen Sie sich mit aufgerichteter Wirbelsäule in den Schneidersitz. Haken Sie die Fingerspitzen vor dem Bauch ineinander, die rechte Handfläche zeigt nach unten. Atmen Sie vollständig aus, und drücken Sie dabei die Handkanten in den Bauch. Atmen Sie dann wieder ein, und halten Sie den Atem für sieben bis acht Sekunden an. Wiederholen Sie diesen Ablauf für ein bis drei Minuten lang.

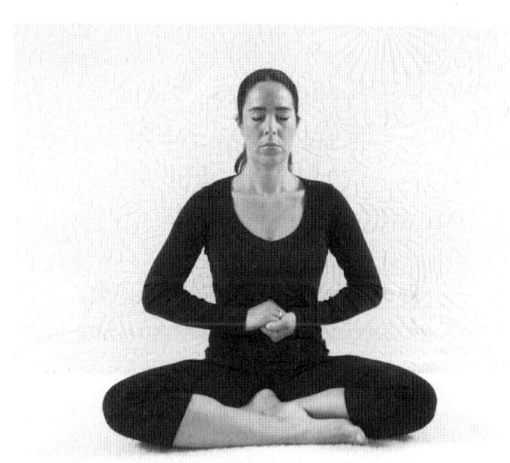

2.

Setzen Sie sich für die Yoga-Übung Sat Kriya in den Fersensitz. Heben Sie Ihre Arme über den Kopf, die Handflächen liegen aneinander. Die Oberarme sind ganz nahe an den Ohren, die Arme sind gestreckt. Während Sie Ihren Nabel einziehen, sagen Sie das Mantra Sat. Beim Entspannen des Nabels sagen Sie Nam (siehe S. 31). Wiederholen Sie diese kraftvolle Yoga-Übung für ein bis drei Minuten.

Zum Abschluss der Übung atmen Sie tief ein, spannen die Rückenmuskeln an und halten den Atem an. Lassen Sie die Energie von unten bis zum höchsten Punkt im Kopf fließen. Entspannen Sie innerlich beim Ausatmen. Wiederholen Sie diese Atemtechnik zweimal.

Entspannen Sie doppelt so lange, wie Sie diese Übung ausgeführt haben. Spüren Sie nach, wie Ihr gesamter physischer Körper gekräftigt wurde und die Energie in Ihnen zirkuliert.

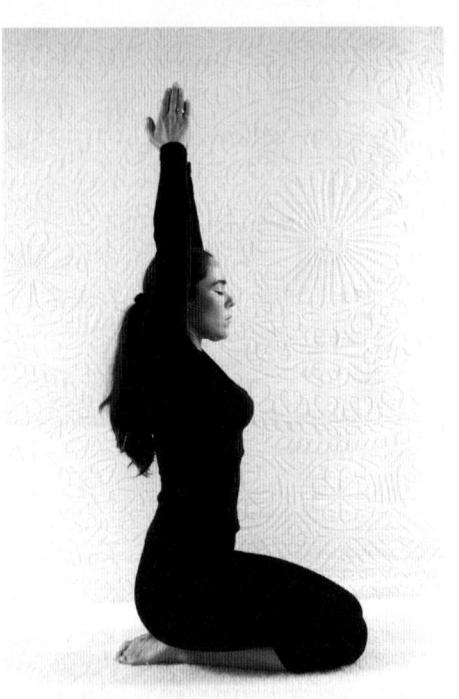

3.

Strecken Sie Ihre Beine nach vorn aus, und stützen Sie sich mit den Händen hinter sich ab. Heben Sie nun Ihre gestreckten Beine im 60°-Winkel hoch, halten Sie diese Position, und machen Sie dabei für ein bis zwei Minuten den Feueratem.

Schließen Sie die Übung ab, indem Sie tief einatmen und vollständig ausatmen, halten Sie dann den Atem an, ziehen Sie intensiv den Nabelpunkt ein, und spannen Sie den Beckenboden und die Aftermuskulatur an.

Entspannen Sie ein paar Atemzüge lang, und spüren Sie nach.

Erläuterung der Autorinnen:
Diese Übung baut innere Stärke auf, fördert Ihre Ausdauer und lässt Sie in jeder Lebenslage ganz zentriert bleiben.

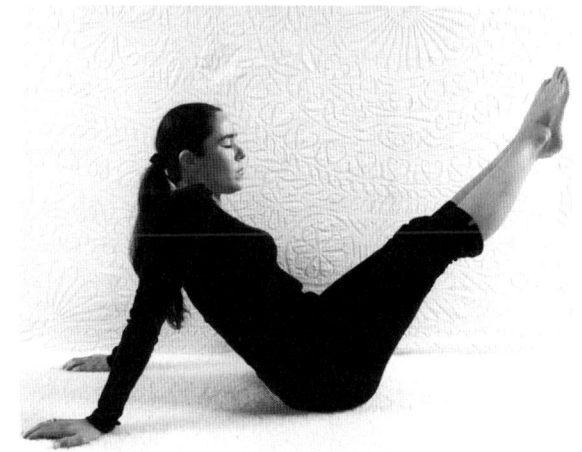

4.

Machen Sie es sich im Schneidersitz bequem, und beginnen Sie, laut aus dem Bauch heraus zu lachen. Lachen Sie immer wieder für eine Minute.

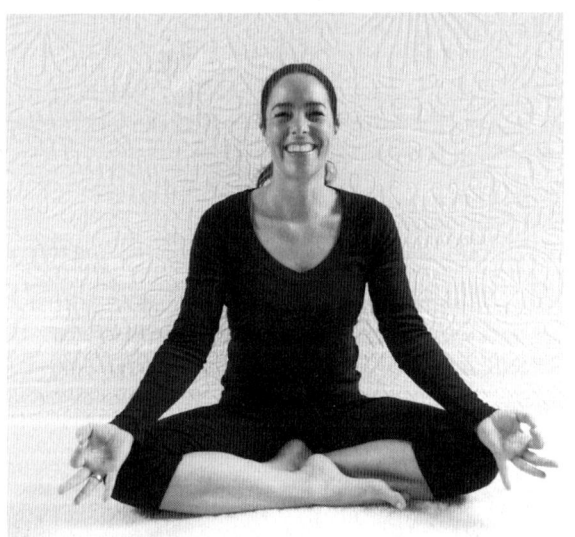

Erläuterung der Autorinnen:
Diese Übung öffnet Ihr Herz, fördert Ihren Humor und entspannt Sie, sodass sich Gelassenheit einstellen kann.

5.

Bleiben Sie im Schneidersitz. Winkeln Sie die Arme an, und ballen Sie Ihre Hände zu Fäusten. Die Hände befinden sich auf Schulterhöhe. Atmen Sie tief ein, und halten Sie den Atem an. Boxen Sie abwechselnd mit der rechten und der linke Faust nach vorn, solange Sie den Atem anhalten können. Dann atmen Sie aus und wiederholen die Übung für ein bis drei Minuten.

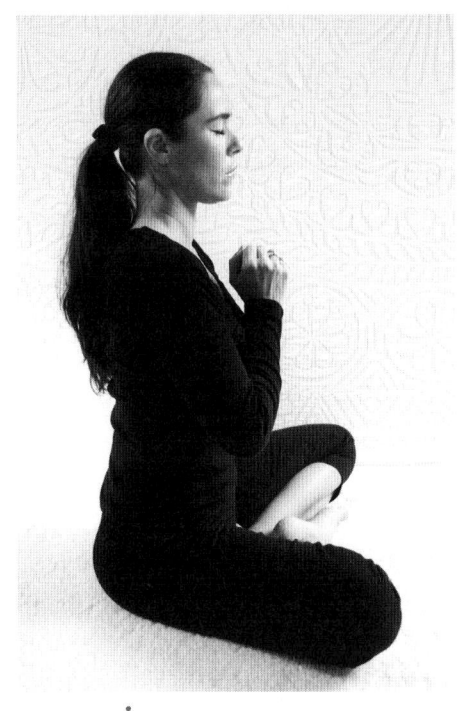

Erläuterung der Autorinnen:
Mit dieser Übung machen Sie sich Luft, bauen Ihre Anspannungen ab und schaffen sich neuen Raum.

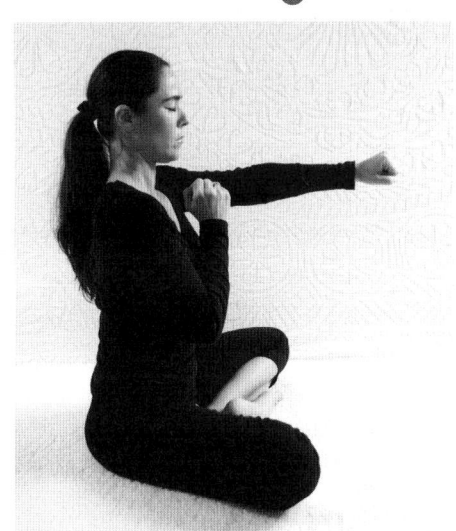

6.

Die nächste Übung wird ebenfalls im Schneidersitz ausgeführt. Greifen Sie mit beiden Händen Ihren vorderen Fuß. Diese Yoga-Übung hat einen Viererrhythmus, zwei dynamische Teile wechseln einander ab. Beim ersten Teil atmen Sie ein und ziehen die Schultern hoch, beim Ausatmen entspannen Sie die Schultern wieder. Beim zweiten Teil atmen Sie ein und biegen Ihre Wirbelsäule nach vorn, beim Ausatmen entspannen Sie Ihren Rücken und machen ihn rund. Wiederholen Sie diese Bewegungen im Vierertakt für ein bis drei Minuten.

Schließen Sie die Übung ab, indem Sie tief einatmen und beim Ausatmen den Nabel stark einziehen.

Erläuterung der Autorinnen:
Diese Übung lockert den Schultergürtel und macht die Brustwirbelsäule flexibler, sie lässt Sie nach allen Richtungen flexibel werden, Ihr »Radius« erweitert sich.

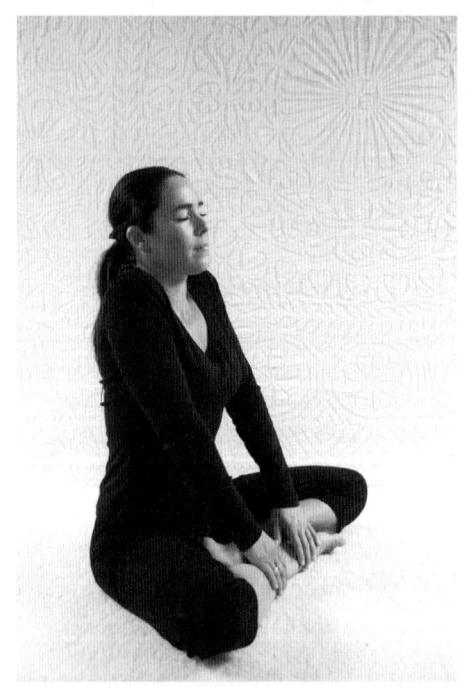

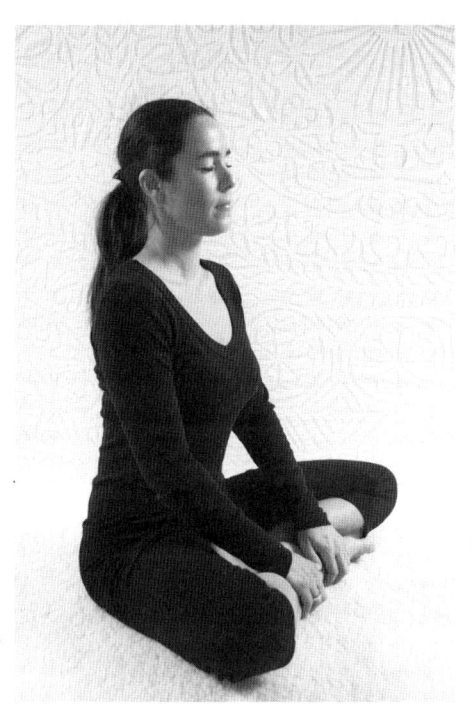

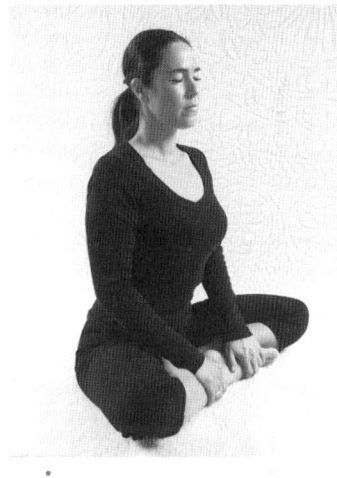

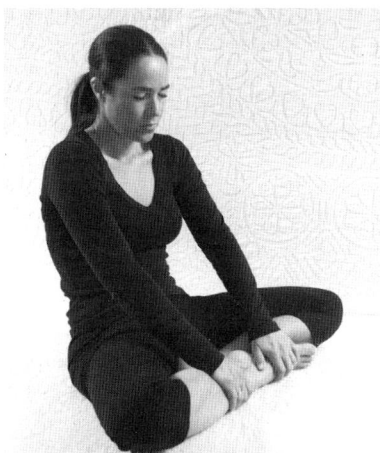

Legen Sie sich auf den Rücken, und entspannen Sie sich für 10–15 Minuten.

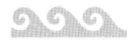

163

Meditation für
besonders starke Energie
(Meditation for Absolutely Powerful Energy)

Erläuterung der Autorinnen:
Diese Meditation schenkt Ihnen kraftvolle und klare Energie, sie erhöht
Ihr Bewusstsein. Morgens kann sie
Sie für den Tag unterstützen, abends
hilft sie Ihnen, die Erlebnisse und Gedanken des Tages zu verarbeiten und
loszulassen.

Setzen Sie sich mit aufgerichteter Wirbelsäule in den Schneidersitz, legen Sie die Ringfinger (Sonnenfinger) aneinander, und verschränken Sie die übrigen Finger. Ihr rechter Daumen liegt über dem linken Daumen. Die Hände sind auf der Höhe des Zwerchfells, einige Zentimeter vom Körper entfernt. Die Ringfinger zeigen in einem 60°-Winkel nach oben.

Schließen Sie Ihre Augen. Atmen Sie tief und kraftvoll ein, und singen Sie das Mantra Ong beim Ausatmen. Ziehen Sie dabei die Laute sehr lang. Der Mund ist geöffnet, aber der Atem fließt nur durch die Nase. Die Laute entstehen weit hinten und oben am weichen Gaumen.

Fünf Wiederholungen reichen dafür aus, dass Sie das Bewusstsein vollkommen erheben.

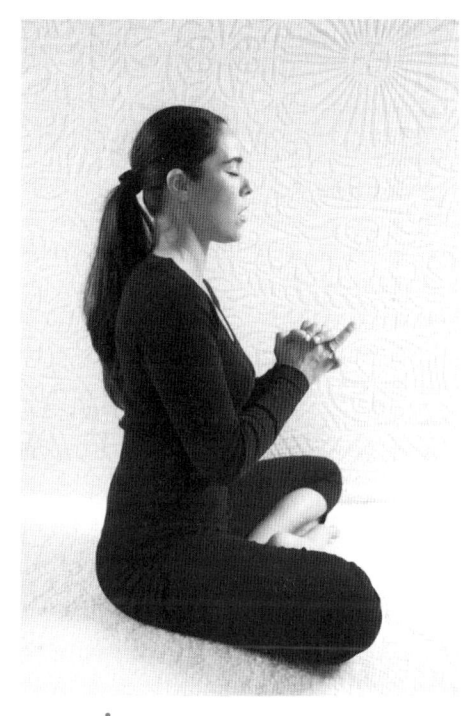

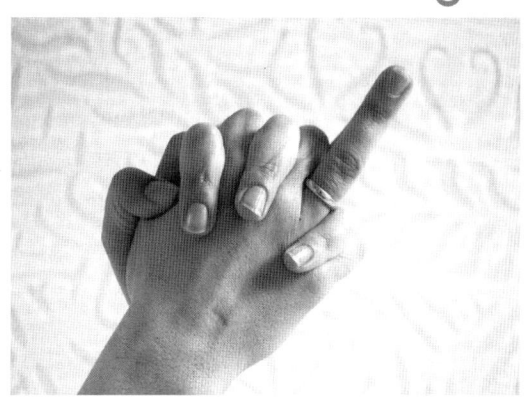

Tipps für mehr
Freiraum sich selbst und
anderen Menschen gegenüber

··· Im Falle eines Toleranzkonfliktes können Sie sich selbst fragen:

·· »Warum kann ich die Ansicht des anderen nicht stehen lassen?«

·· »Was hat dies mit mir zu tun?«

·· »Hat dies etwas mit meinem eigenen Wertesystem zu tun?«

·· »Kann ich vielleicht dadurch meine Grenzen erweitern?«

·· »Verurteile ich zu sehr?«

·· »Kann ich tolerieren, wenn andere Fehler machen?«

·· »Bin ich mit meinem eigenen Lebensstil zufrieden?«

·· »Sorge ich gut für mich?«

·· »Kann ich akzeptieren, dass andere ihre eigenen Entscheidungen treffen und ihr Leben so gestalten, wie es gut für sie ist?«

·· »Gibt es Bereiche, wo ich mir selbst gegenüber toleranter sein sollte?«

··· Machen Sie sich bewusst, wo Sie sich selbst einschränken, und geben Sie sich die Erlaubnis zu wachsen.

··· Anstatt andere zu kontrollieren, machen Sie sich bewusst, was Sie brauchen, damit Sie sich wohlfühlen.

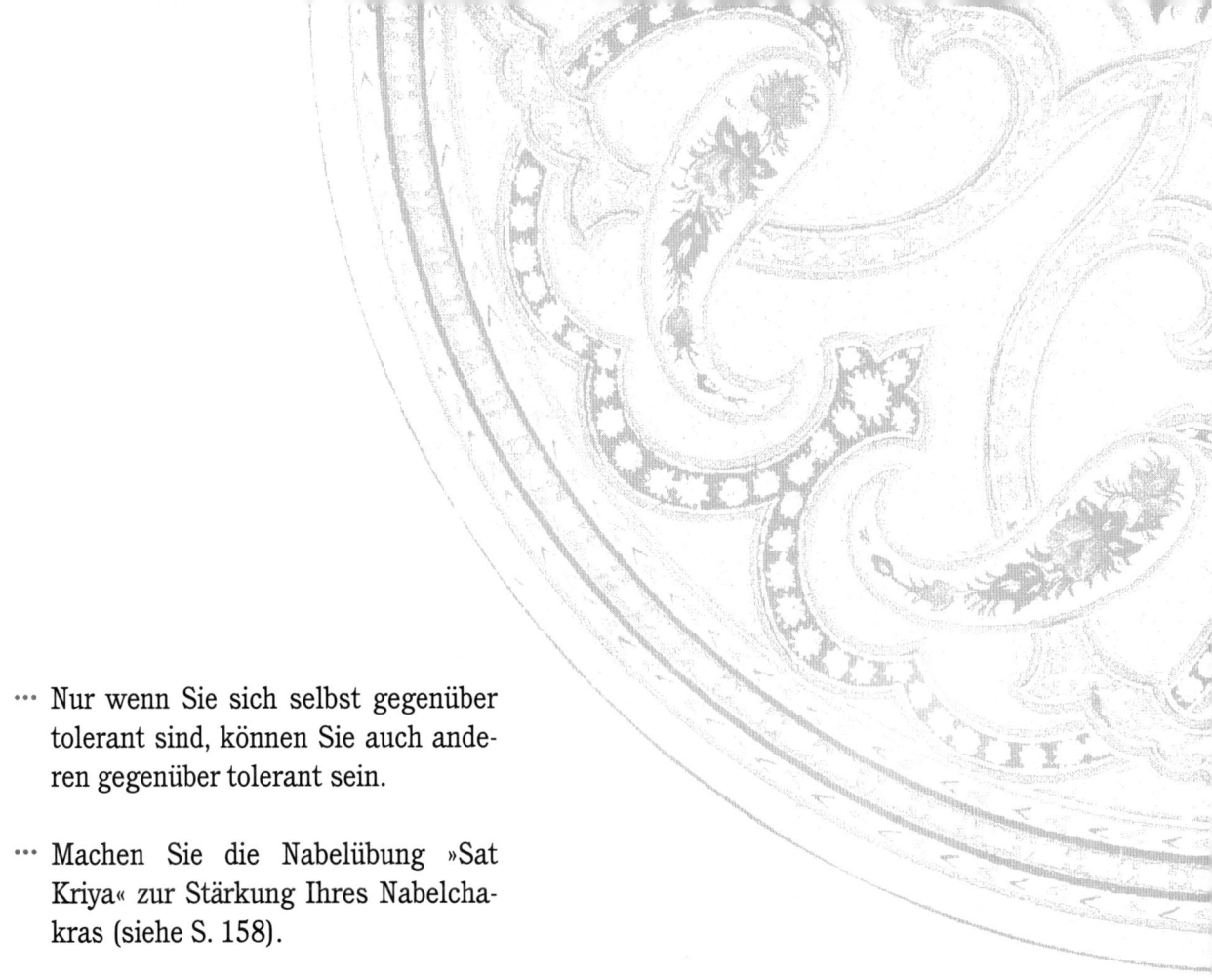

··· Nur wenn Sie sich selbst gegenüber tolerant sind, können Sie auch anderen gegenüber tolerant sein.

··· Machen Sie die Nabelübung »Sat Kriya« zur Stärkung Ihres Nabelchakras (siehe S. 158).

··· Machen Sie den Feueratem (siehe S. 34).

9. Einheit: Schuldgefühle

Ich überwinde meine eigenen inneren Grenzen

Schuldgefühle werden stark vom Unterbewusstsein gesteuert und haben in der Gegenwart oft keinen realen Hintergrund. Wenn Sie zu sehr von Ihrem Unterbewussten kontrolliert werden, sind Sie Ihrem Selbst entfremdet. Die Arbeit an sich selbst bedeutet, Ihre innere Sichtweise zu aktualisieren. Bei Schuldgefühlen ist die Energie stark an die Vergangenheit gebunden, denn Schuldgefühle werden oft bereits in der Kindheit »gesät«.

Schuldgefühle werden hauptsächlich in der Zeit vom 4. bis zum 5. Lebensjahr entwickelt. Es hängt von der Reaktion der Eltern ab, ob das Kind in dieser Phase ein Gefühl der Freiheit und Initiative erfährt und sich eigenständig entwickeln darf oder ob es Zurechtweisungen und Strafen erhält und sich so Schuldgefühle entwickeln. Das Kind glaubt, gegen die Regeln der Erwachsenen zu verstoßen und sich »ungehorsam« zu betragen. Durch Sätze wie »Das mag Mami aber gar nicht …« wird das Kind schon früh daran gewöhnt, dass eigene Handlungen stets dem Wohle anderer dienen sollten. Das gilt insbesondere für Frauen. Das System von richtig und falsch ist für ein Kind undurchschaubar. Für ein Kind ist nicht nachvollziehbar, dass es ausgeschimpft wird, weil die Hose von einem Sturz schmutzig geworden, zerfetzt oder blutig ist. Es möchte Trost und Zuwendung und wird stattdessen mit Schuldzuweisungen konfrontiert. Ein Lernen aus dem eigenen Handeln wird vereitelt. Indem wir uns überlegen, wann und woher Schuldgefühle kommen, können wir wiederentdecken, was verschüttet ist.

Im Erwachsenenalter beginnt dann das Spiel der gegenseitigen Beein-flussung oder Manipulation. Das schlechte Gewissen und das Gefühl, etwas falsch gemacht, versäumt oder angestellt zu haben, kennen wir aus unserer Kindheit. Die Schuld hat unterschiedliche Auswirkungen: Wir machen bereitwillig Dinge, die wir eigentlich nicht tun wollten, sie verhindert, dass wir unsere Haltung hinterfragen; sie hilft, sich gesellschaftlichen Normen anzupassen; sie macht, dass wir uns schlecht fühlen, obwohl es uns gut gehen könnte. Das Wechselbad der Gefühle sorgt für eine Verschleierung der Probleme und verhindert gleichzeitig eine aufrichtige Kommunikation.

Da Frauen sich Schuldgefühle stärker zu Herzen nehmen als Männer, sind sie darin emotional gefangen. Vor allem Frauen neigen dazu, Verantwortung für Dinge auf sich zu nehmen, die nicht in ihrer Macht stehen. Frauen werden häufig dafür verantwortlich gemacht, dass sich alle wohlfühlen und in Harmonie leben. Frauen sollten lernen, sich von Gewissensbissen, Selbstvorwürfen und Schuldgefühlen zu befreien. Solche Verhaltensmuster werden über Generationen weitergegeben.

Prüfen Sie, inwieweit Sie solche Muster, die gesellschaftlich überholt sind und Sie behindern, frei und selbstbestimmt zu leben, von Ihren Eltern übernommen haben. Wählen Sie neue Grundsätze, die aktuell für Sie stimmig sind. So übernehmen Sie Eigenverantwortung und sprengen Ihre eigenen inneren Grenzen.

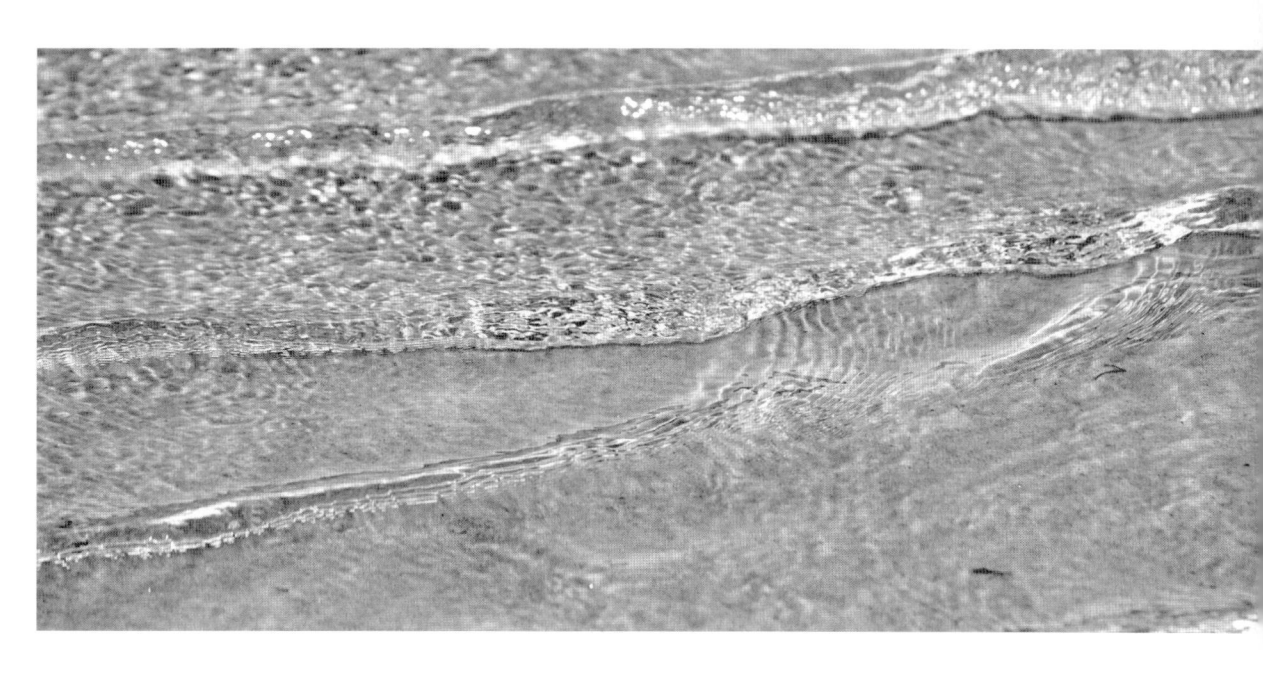

Übungsreihe mit dem

Thema Loslassen

(Exercise Set for the Nervous System and Glandular Balance)

Erläuterung der Autorinnen:

Mit diesem Yoga-Set können Sie auf tiefer Ebene loslassen, was Sie nicht mehr brauchen und was Sie hinter sich lassen möchten. Sie durchbrechen Ihre Blockaden. Die Übungsreihe besteht aus vier Armübungen, die auf das Herz wirken. Diese Reihe stärkt Ihr Nervensystem und Ihr Drüsensystem, sodass Sie in diesen Bereichen Stabilität aufbauen können. Nehmen sie sich nach jeder Übung Zeit dafür, nachzuspüren, was Sie in sich bewegen. Beginnen Sie mit wenigen Minuten, und steigern Sie die Übungsdauer langsam. Ein regelmäßiges Training führt zu Ausdauer.

1.

Setzen Sie sich in den Schneidersitz. Strecken Sie Ihre Arme zu den Seiten aus, in der Verlängerung der Schultern, die Handinnenflächen zeigen nach oben. Bewegen Sie Ihre Mittelfinger zu dem folgenden Atemmuster: Wenn Sie einatmen, bewegen Sie sie nach oben, beim Ausatmen strecken Sie sie wieder in die Ausgangshaltung. Koordinieren Sie diese Bewegung ein bis sieben Minuten lang mit einem kraftvollen Atem.

Diese Übung arbeitet an der Hypophyse. Sie harmonisieren Ihr vegetatives Nervensystem, d. h., der beruhigende Parasympathikus und der anregende Sympathikus werden in Einklang gebracht.

Erläuterung der Autorinnen:
Der Mittelfinger wird dem Planeten Saturn zugeordnet. Er ist der Karmafinger. Wenn Sie an ihm arbeiten, lassen Sie alte Erlebnisse und Emotionen los.

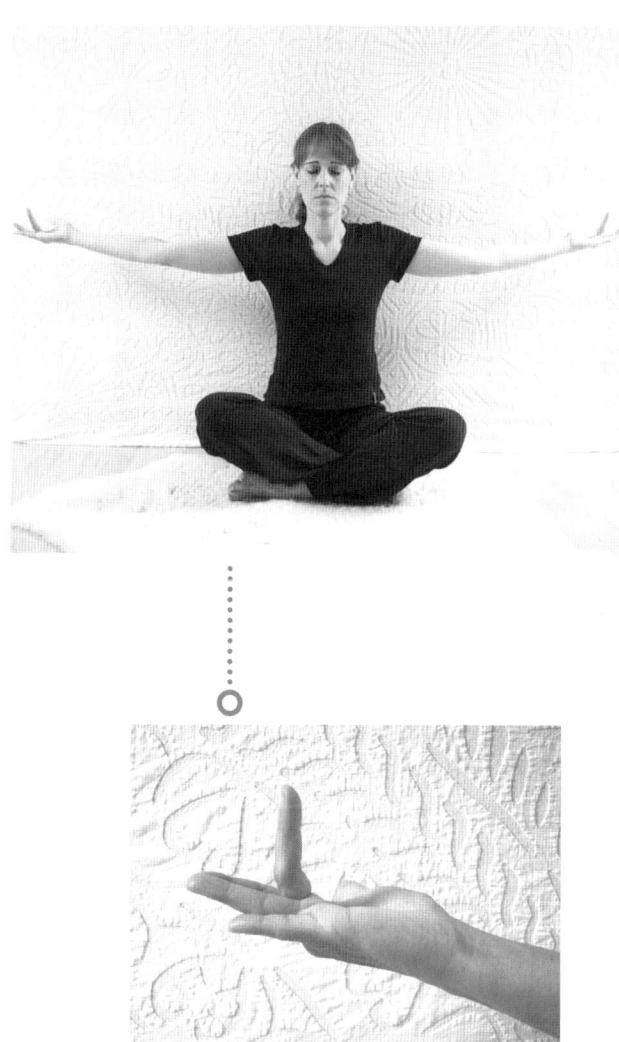

2.

Bleiben Sie im Schneidersitz. Strecken Sie die Arme vor sich aus, die Handflächen zeigen nach unten. Legen Sie Ihre linke Hand über die rechte Hand, die Finger sind ineinander verschränkt. Beim Einatmen führen Sie Ihre Arme, den Nacken und den Kopf schwungvoll nach links und beim Ausatmen schwungvoll nach rechts. Halten Sie die Arme ganz gestreckt, und füllen Sie sie mit Energie. Führen Sie diese Übung ein bis fünf Minuten lang mit einer kraftvollen Atmung schwungvoll aus.

Sie stärken Ihre Brustmuskeln, arbeiten an Ihren Lymphknoten und beugen gleichzeitig Brustkrebs vor.

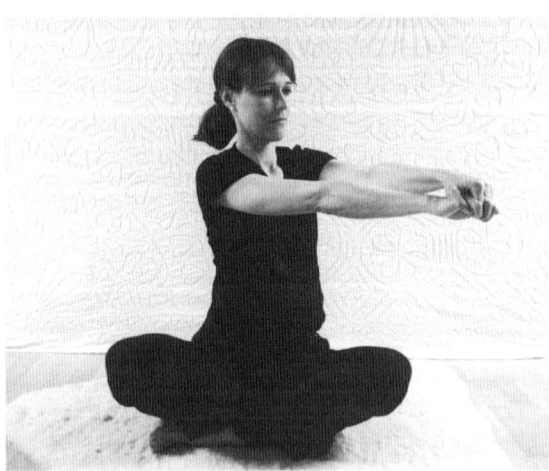

3.

Auch diese Übung wird im Schneidersitz ausgeführt. Strecken Sie die Arme vor sich parallel zum Boden aus. Machen Sie Fäuste, die Daumen berühren den weichen Hügel an der Wurzel des kleinen Fingers, die anderen Finger umfassen den Daumen. Halten Sie die Arme und Hände gestreckt, während Sie den linken Arm nach oben und den rechten Arm nach unten führen. Bewegen Sie Ihre Arme im Wechsel kraftvoll auf und ab. Diese Übung wird ein bis acht Minuten lang mit einer kräftigen Atmung ausgeführt.

Sie arbeiten an den Nebenschilddrüsen und aktivieren den Stoffwechsel. Diese Übung wirkt sich zudem günstig auf Ihr Gewicht aus.

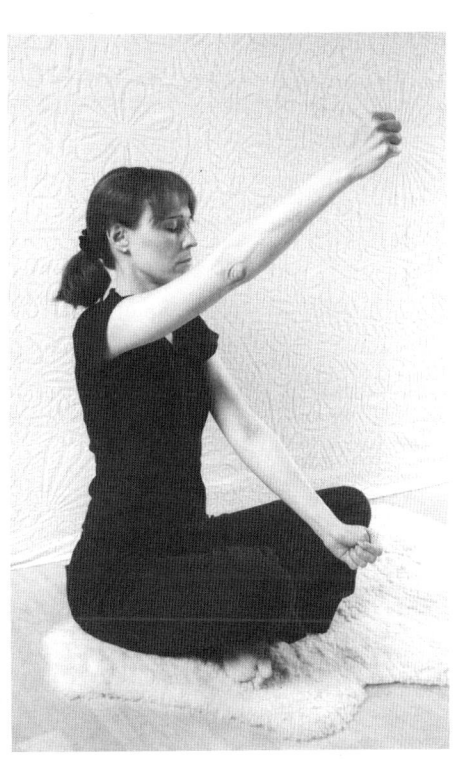

4.

Setzen Sie sich in die Schmetterlings-
position: Ihre Fußsohlen sind anein-
andergepresst und möglichst nah an
den Körper herangezogen, die Knie
fallen nach außen. Ihre Finger sind
im »Venusschloss« (siehe Bild) verschränkt, und die Hände liegen im
Schoß.

Atmen Sie ein, und strecken Sie
Ihre Arme nach oben über den Kopf,
gleichzeitig heben Sie Ihre Knie nach
oben in Richtung Körpermitte.

Atmen Sie aus, und senken Sie
Ihre Arme und Knie in die Ursprungs-
position.

Fahren Sie rhythmisch fort, indem
Sie die Bewegung ein bis acht Minuten lang mit einer kraftvollen Atmung koordinieren.

*Diese Übung harmonisiert Ihre Lebens-
und Ausscheidungsenergie. Sie stärkt
das Becken und Ihre Nabelenergie.*

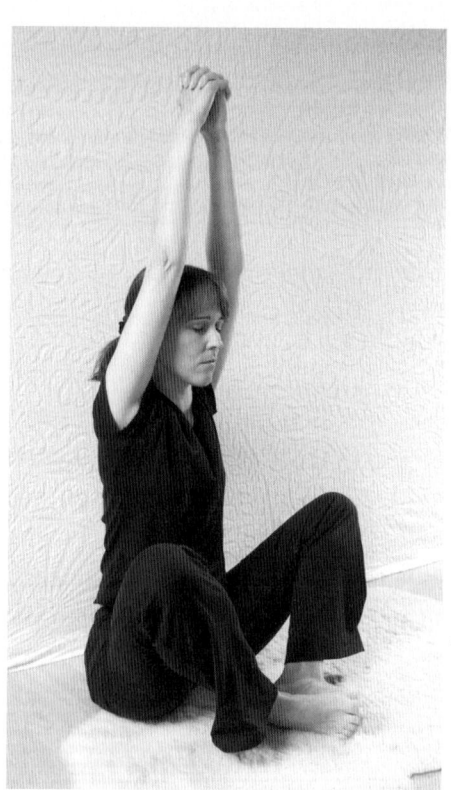

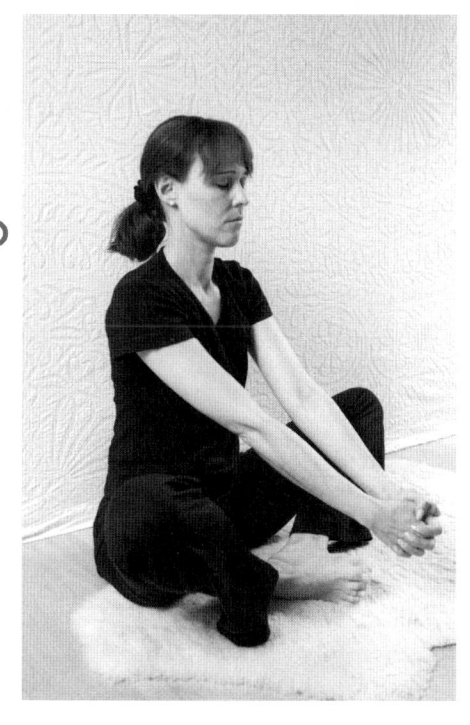

Spüren Sie nach, was sich für Sie verändert hat und ob Sie tiefe Anspannungen, die in Ihrem Körper fest verankert waren, loswerden konnten.

Legen Sie sich für die Tiefenentspannung für 10–15 Minuten auf den Rücken.

Meditation bei Schuldgefühlen
(Meditation to Conquer Self-Animosity)

Erläuterung der Autorinnen:
Diese Meditation hilft Ihnen, sich von unangenehmen Selbstvorwürfen und Schuldgefühlen zu befreien. Sie stärkt Ihr Herz und Ihre Intuition. Durch die Atemtechnik werden starre Denkstrukturen aufgebrochen und harmonisiert. Das eingesetzte Mudra verbindet die rechte und die linke Gehirnhälfte und entwickelt Ihre Fähigkeit zur gesunden Abgrenzung weiter. Die Wirkung entfaltet sich durch die Berührung der Daumen (die Daumen stehen für das Ego). Diese Berührung aktiviert Ihre Selbstbehauptung und stärkt Ihr Rückgrat.

Setzen Sie sich mit aufgerichteter Wirbelsäule in den Schneidersitz, Ihre Schultern sind leicht nach hinten und unten gezogen. Ballen Sie Ihre Hände zu Fäusten, die Daumen zeigen nach oben. Bringen Sie Ihre Hände vor die Brust, die mittleren Glieder der Finger und die Daumen berühren sich.

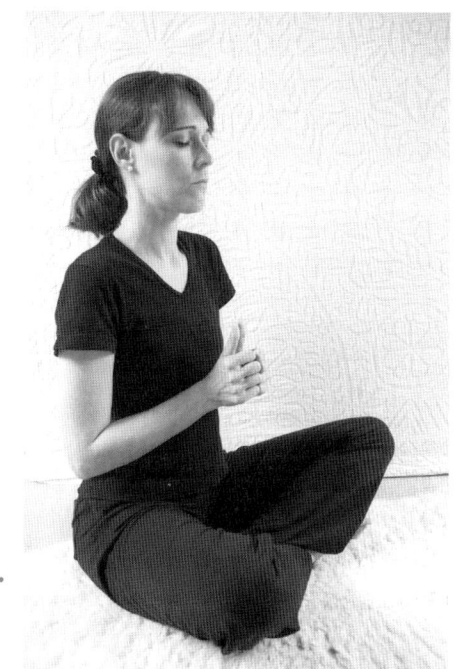

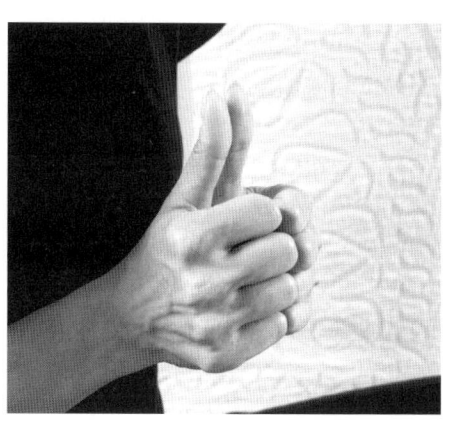

Schauen Sie durch die halb geschlossenen Lider auf die Nasenspitze. Atmen Sie folgendermaßen: Atmen Sie tief durch die Nase ein und vollständig durch den Mund aus. Dann atmen Sie tief und sanft durch den Mund ein und vollständig durch die Nase aus. Fahren Sie für drei bis elf Minuten fort.

Beenden Sie die Meditation, indem Sie Ihre Hände lösen, die Arme hochstrecken und dreimal durch die Nase tief ein- und ausatmen.

Tipps, wie Sie
Schuldgefühle überwinden

··· Bringen Sie den Mut auf, zu dem zu stehen, was Sie denken und fühlen. So lernen Sie, offen Ihre Bedürfnisse nach außen zu kommunizieren. Sie geben Ihnen den Raum, sich Fehler eingestehen zu können und die Verantwortung für sie zu tragen.

··· Erlauben Sie sich, in einem fairen Rahmen so zu handeln, wie es für Sie stimmig ist.

··· Erlauben Sie sich, alles zu tun, ohne es begründen zu müssen. Befreien Sie sich von Rechtfertigungszwängen.

··· Verschwenden Sie keine Energie mehr mit Schuldgefühlen. So können Sie sich wieder gut fühlen mit sich selbst und mit Ihren Handlungen!

··· Machen Sie sich bewusst, dass Sie in den jeweiligen Situationen Ihr Bestes gegeben haben.

··· Nutzen Sie die positive Kraft der Farben. Gelbe Farbtöne stimmen heiter, machen Mut und können Sie unterstützen, chronische Schuldgefühle zu vertreiben.

··· Sollte ein Schuldgefühl Sie übermannen, sagen Sie sich innerlich Stopp, als ob Sie eine mentale Stopptaste drücken würden.

··· Wenn unpassende Gedanken kommen, sagen Sie laut Nein, so durchbrechen Sie Ihre Gedankenspiralen.

··· Wenn Sie das Gefühl haben, in Ihrem eigenen Innenraum gefangen zu sein, machen Sie einen Spaziergang im Grünen.

··· Wenn Sie Ihre Vergangenheit bedingungslos annehmen, bleibt kein Spielraum mehr für Schuldgefühle. Wenn Sie sich zu Ihrem Leben bekennen, öffnen Sie die Tür zu Ihrer Freiheit.

··· Indem Sie im Geist ein Mantra wiederholen, lösen Sie Muster aus Schuldgefühlen.

··· Streichen Sie »sollte« aus Ihrem Wortschatz, und ersetzen Sie es durch »könnte«. So entfernen Sie Zwang und Druck.

10. Einheit: Verletztheit

Ich bleibe offen und im Vertrauen

Liebe und Freude sind unsere schönsten Gefühle, wir leben diese positiven Gefühle nur viel zu selten aus und beschäftigen uns stärker mit negativen Gefühlen. Das Glücklichsein ist die Blüte unseres Gefühlslebens, sie kann nur aufblühen, wenn wir unsere anderen Gefühle ausleben. Unsere Gefühle und Bedürfnisse können uns zu Freude und Glück leiten. Sie sagen uns, was wir brauchen, damit wir uns wohlfühlen.

Was ist aber, wenn Sie sich nicht wohl in Ihrer Haut fühlen oder nicht gut für sich sorgen? Wenn Sie sich schlecht und unglücklich fühlen? Wenn keine Freude aufkommt?

Dann stecken Sie wahrscheinlich in einem blockierten Gefühl fest und haben sich eine Schutzpanzer angelegt. Vielleicht wurden Sie sehr tief verletzt und erlebten ein schmerzhaftes und schreckliches Gefühl. Zum Schutz haben Sie Distanz zu Ihren Gefühlen und zu anderen Menschen aufgebaut, damit Sie die Gefühle nicht zulassen müssen. Vielleicht haben Sie sich sogar zurückgezogen, damit Sie nicht mehr angegriffen oder ausgenutzt werden.

Wenn Sie stark unter früheren Verletzungen leiden, kann es sein, dass Sie sich abwesend, antriebslos und gelähmt fühlen. Vielleicht Sind Sie in die Opferrolle gekommen und in eine totale Sprachlosigkeit verfallen. Solange Sie sich nicht artikulieren und die Situation aufklären, bleiben Sie in der Opferrolle verhaftet. Vielleicht nehmen Sie an, dass andere Ihre Gedanken lesen können, z.B. dass Sie sich verletzt fühlen. Andere Menschen können aber nicht wissen, was die Verletzung in Ihnen ausgelöst hat, und vielleicht fehlt ihnen auch die dafür nötige Sensibilität. Ihre Bedürfnisse, geliebt und respektiert zu werden, bleiben folglich unerfüllt. Es wird sich erst dann etwas verändern, wenn Sie eine Klärung oder ein Gespräch suchen.

Vielleicht sind Sie so enttäuscht, dass Sie tiefe und echte Begegnungen meiden, aus Angst, erneut verletzt zu werden, und stattdessen oberflächliche Kontakte suchen. Dieses Verhalten führt dazu, dass Sie keine Angriffsfläche mehr bieten. Es hat aber den Nachteil, dass sich die Menschen, die Sie treffen, seelisch nicht mehr nähren können. Sie sind verschlossen und können auch Gutes nicht mehr annehmen.

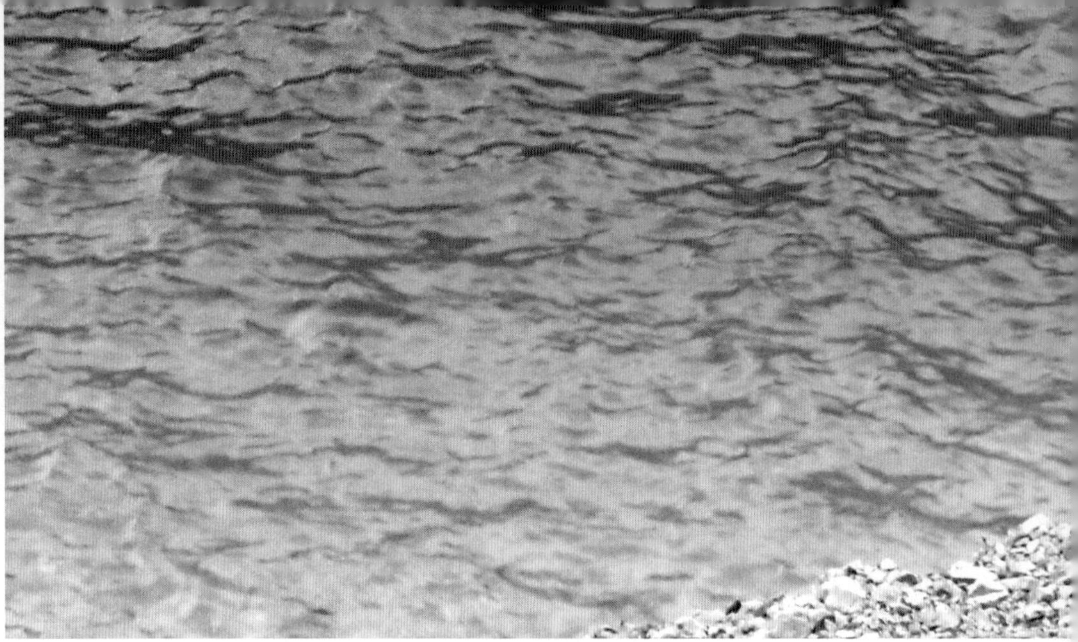

Ein Schritt in die richtige Richtung könnte sein, dass Sie neuen Begegnungen etwas aufgeschlossener gegenübertreten und ihnen die Möglichkeit geben, Ihr Vertrauen und Ihren Respekt zu gewinnen. Seien Sie achtsam und ganz präsent, hören Sie auf Ihre Intuition, so können Sie bereits im Vorfeld spüren, welche Menschen Ihnen wirklich positiv gesonnen sind und welche nur ihre eigenen Vorteile suchen. Versuchen Sie, die ganze Person zu erfassen und alle Ebenen der Kommunikation wahrzunehmen. Ist die Person stimmig und authentisch oder gibt es Widersprüche? Wenn Sie dies erkennen, können Sie kompetent handeln und kommunizieren.

Ein offenes Herz ist wesentlich schneller verletzbar. Darum sollten Sie für sich klären, wann Sie sich öffnen können und wann Sie Selbstschutz brauchen. Wenn Ihr Herz offen ist, können Sie Lebensfreude viel tiefer empfinden. Sie fließt in Ihnen, und Sie leben mit der Energie des Herzens, so bleiben

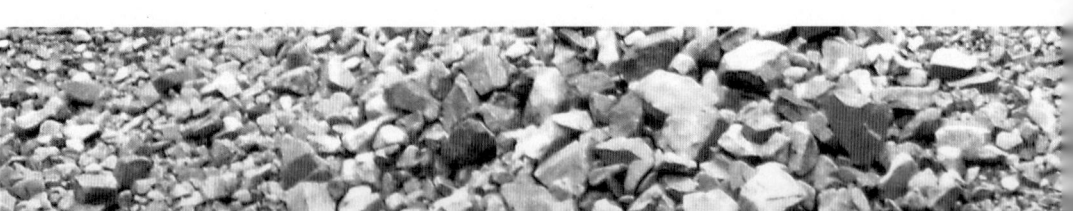

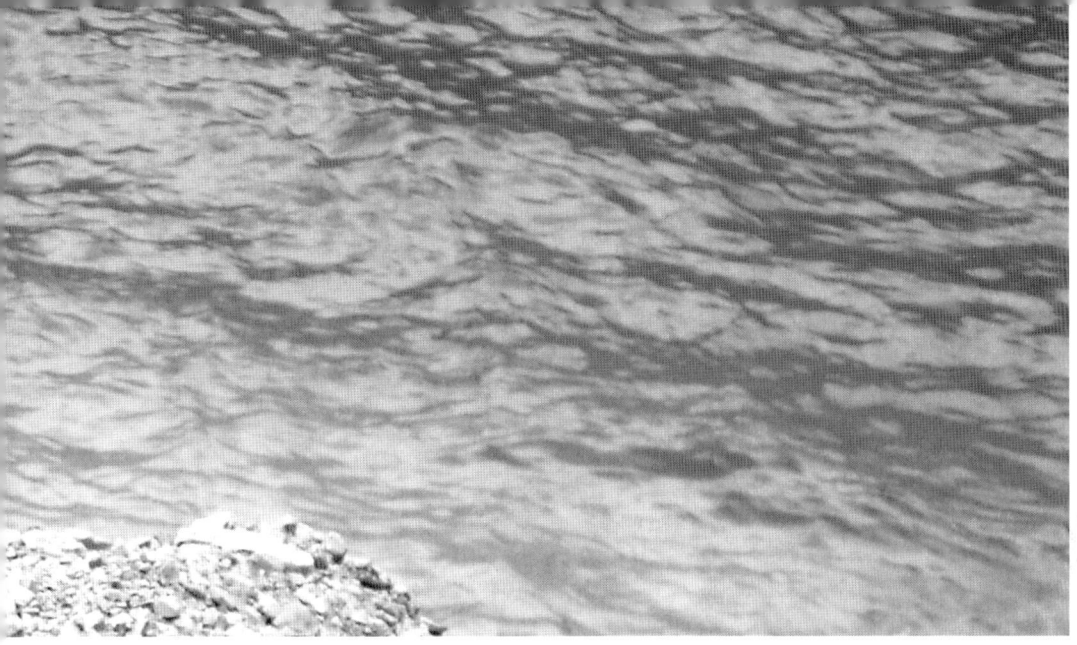

Sie in ständiger Verbindung mit Ihrer Seele. Sie strahlen Wärme, Leichtigkeit, Menschlichkeit, Freiheit und Offenheit aus.

Eine tiefe Verletzung oder Krise kann auch etwas Positives bewirken, denn Sie können mehr über sich selbst erfahren und haben so die Möglichkeit, weiter zu wachsen. Sie können nach innen blicken und sich fragen, ob Sie manchmal Dinge zu persönlich nehmen oder inwieweit Sie anderen Menschen erlauben, Sie zu verletzen. Vielleicht haben Sie Verhaltensweisen, die andere Menschen zu diesem Verhalten einladen. Machen Sie sich klar, in welchem Maße Sie sich selbst lieben und respektieren. Machen Sie sich bewusst, welche Bereiche Ihres Lebens Sie aktiver gestalten können, damit Sie nicht in eine Opferrolle verfallen. Hinter jeder Verletzung steckt eine Lernaufgabe, nehmen Sie sie an, und ziehen Sie Kraft aus ihr.

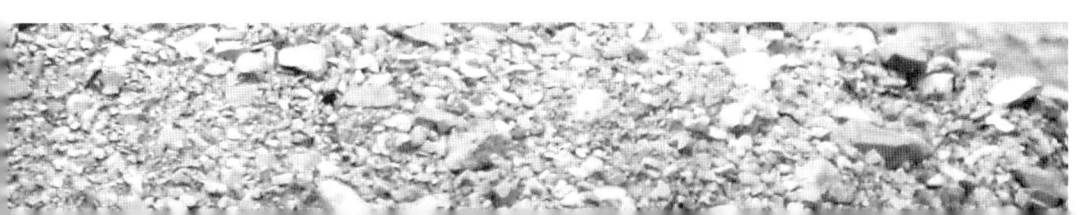

Übungsreihe für die

Beziehung zum Herzen
(Heart Connection)

Erläuterung der Autorinnen:
Diese Übungsreihe öffnet und stärkt das Herz. Sie ermöglicht es Ihnen, Fähigkeiten wie Mitgefühl und Einfühlungsvermögen zu entwickeln, sodass die Beziehungen zu sich selbst und anderen harmonischer und erfüllter werden. Ein besseres Verständnis sich selbst und anderen gegenüber, bringt Ruhe und Frieden. Ihr Denken und Handeln steht im Einklang mit Ihrem Herzzentrum, und es werden Selbstheilungskräfte freigesetzt.

1.

Setzen Sie sich in den Schneidersitz. Strecken Sie die Arme auf Schulterhöhe parallel zum Boden aus, und heben Sie die Unterarme in einem 90°-Winkel an. Die Finger zeigen nach oben und die Handflächen nach vorn. Halten Sie Ihre rechte Hand in Surya Mudra (Daumen- und Ringfingerkuppen berühren sich, die anderen Finger sind nach oben gestreckt) und die linke Hand in Buddhi Mudra (die Fingerkuppen von Daumen und kleinem Finger berühren sich, die anderen Finger sind nach oben gestreckt). Machen Sie kräftig den Feueratem durch den leicht geöffneten Mund, sodass sich die Wangen mit jedem Atemzug aufblähen. Fahren Sie damit für ein bis dreieinhalb Minuten fort.

Beenden Sie die Übung, indem Sie durch die Nase einatmen und den Atem für 30 Sekunden anhalten. Atmen Sie vollständig aus. Wiederholen Sie diese Atemfolge noch zweimal.

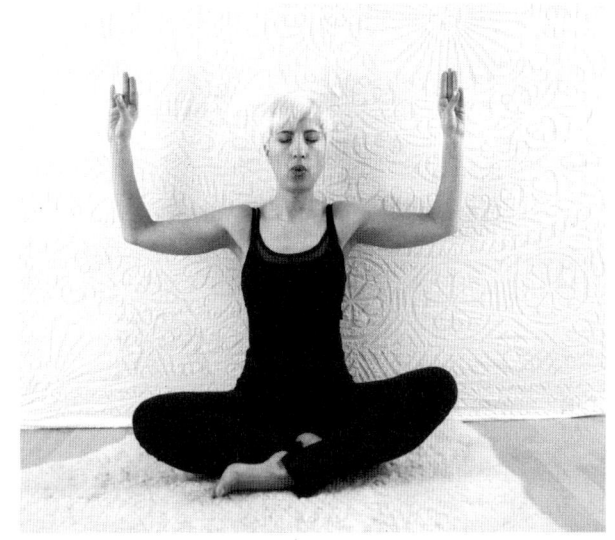

Erläuterung der Autorinnen:
Die Ausübung des Surya Mudra setzt Energie frei und führt zu Nervenstärke, Gesundheit, Intuition und Wandlungsfähigkeit.
Die Ausübung des Buddhi Mudra macht Sie offen für eine klare und intuitive Kommunikation, unterstützt die Entwicklung der Psyche und fördert die geistige Schnelligkeit sowie die geistigen Kräfte im Umgang mit anderen Menschen.

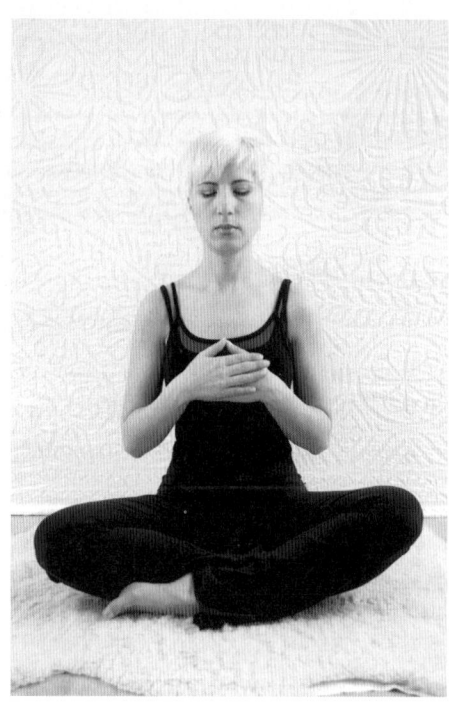

2.

Bleiben Sie im Schneidersitz. Ihre Hände liegen überkreuzt auf dem Herzzentrum: Legen Sie die linke Hand auf Ihr Sternum (Brustbein) und die rechte Hand wiederum auf die linke. Schauen Sie mit leicht geöffneten Augen auf Ihre Nasenspitze, und halten Sie den Fokus dort.

Verbinden Sie sich mit Ihrem körperlichen und emotionalen Herz. Vielleicht können Sie Ihren Herzschlag spüren. Meditieren Sie auf die Güte Ihres Herzens, und lassen Sie Weite in sich entstehen. Denken Sie an das Einssein, fühlen Sie sich mit dem Universum verbunden.

Meditieren Sie ein bis fünf Minuten lang.

Erläuterung der Autorinnen:
Diese Übung setzt die heilende Energie Ihres Herzens frei.

3.

Aus dem Schneidersitz heraus ziehen Sie die Knie an die Brust, beide
Füße sind aufgestellt, und umfassen
Sie Ihre Knie mit den Armen. Heben
Sie Ihren Körper vom Boden ab, und
lassen Sie ihn wieder nach unten fallen. Springen Sie eineinhalb Minuten
lang.

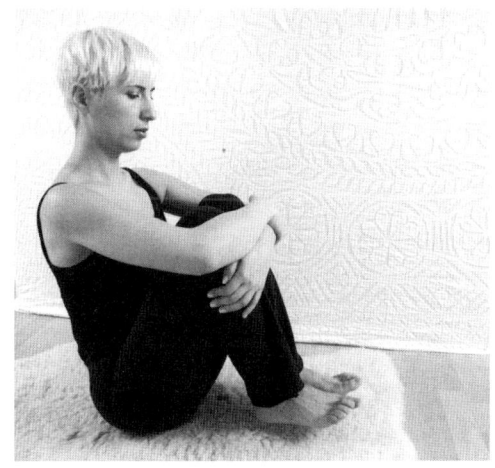

Erläuterung der Autorinnen:
Mit dieser Übung wird die Energie im
Körper verteilt.

4.

Legen Sie sich auf den Rücken, und strecken Sie die Arme und Beine im 90°-Winkel nach oben. Die Handflächen zeigen zueinander, Finger und Zehen sind gestreckt. Machen Sie ein bis drei Minuten lang kräftig den Feueratem oder die lange, tiefe Atmung.

Erläuterung der Autorinnen:
Die Übung aktiviert den Energiefluss und stärkt Ihr Nabelzentrum. Sie verbrennen und lösen Giftstoffe und reinigen Ihren Körper.

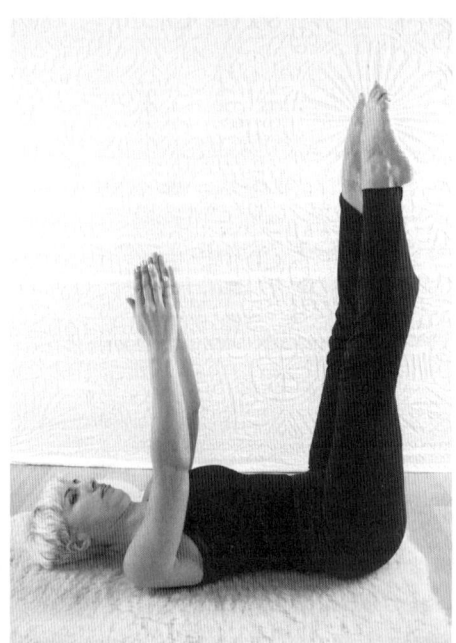

5.

Kommen Sie in die Babyposition: Setzen Sie sich in den Fersensitz, und senken Sie die Stirn zum Boden, die Arme liegen neben Ihnen mit den Handflächen nach oben. Sollte Ihre Stirn den Boden nicht berühren, legen Sie sie auf ein Kissen, damit die Haltung für Sie bequem ist und Sie gut entspannen können.

Entspannen Sie Ihren Nacken, und schlafen Sie ein bis sechs Minuten lang.

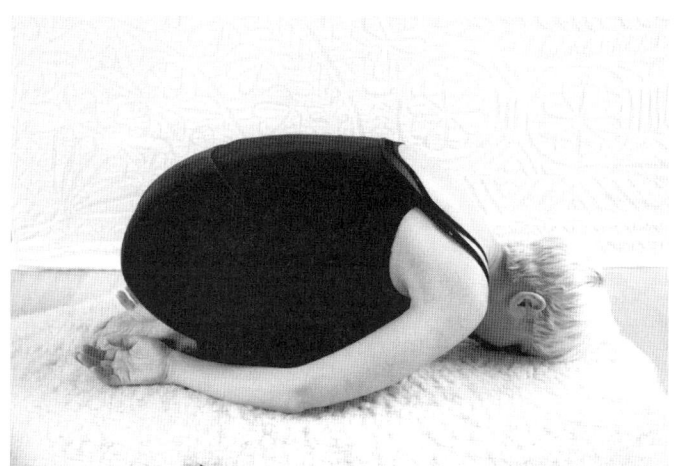

Erläuterung der Autorinnen:
In dieser Übung sind Sie ganz introvertiert, eng mit sich selbst verbunden. Diese Übung schenkt Ihnen Geborgenheit und entspannt Ihre Wirbelsäule und Ihre Nerven.

6.

Legen Sie sich wieder auf den Rücken, und heben Sie Ihre Beine und Arme gestreckt nach oben wie in Übung 4. Bewegen Sie anschließend die Arme und Beine parallel vor und zurück, ungefähr 40 Zentimeter. Machen Sie dabei den Feueratem oder die lange, tiefe Atmung für ein bis zweieinhalb Minuten.

Erläuterung der Autorinnen:
Diese Übung verstärkt die reinigende, entgiftende Wirkung von Übung 4.

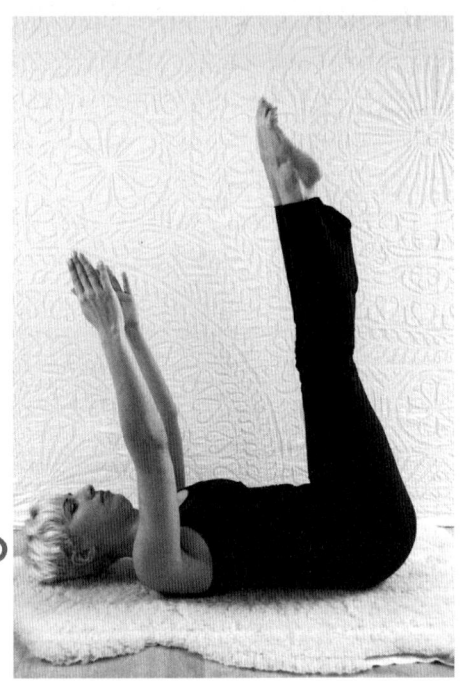

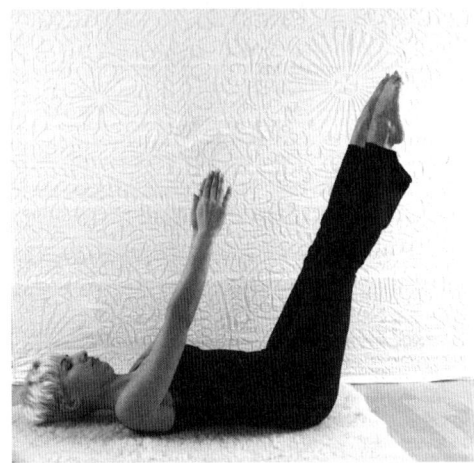

7.

Setzen Sie sich in den Schneidersitz, und legen Sie Ihre Handflächen auf das Herzzentrum wie in Übung 2. Meditieren oder singen Sie vierzehn Minuten lang ein Mantra.

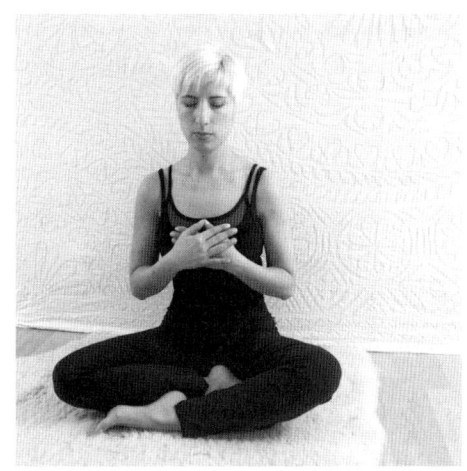

Erläuterung der Autorinnen:
Diese meditative Übung aktiviert die heilende Energie Ihres Herzens. Spüren Sie die Weite und den Raum, den Sie in Ihrem Herzen geschaffen haben.

Legen Sie sich für die Tiefenentspannung für 10–15 Minuten auf den Rücken.

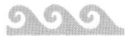

Heilmeditation
für das Herz

Erläuterung der Autorinnen:
Zu dieser Meditation gehört ein kraftvolles Heilmantra für das Herzchakra. Es ist das Mantra der Entspannung, Selbstheilung und emotionalen Entlastung.

Das Mantra schafft inneren Frieden und Ausgeglichenheit. Wenn Sie sich verletzt fühlen, in einer schwierigen mentalen oder körperlichen Verfassung sind, kann diese Meditation Dinge klären.

Setzen Sie sich mit aufgerichteter Wirbelsäule in den Schneidersitz. Legen Sie die Hände auf Ihr Herzzentrum, die rechte Hand liegt über der linken. Schließen Sie die Augen, und spüren Sie, wie das Mantra in Ihrem Herzchakra schwingt, während Sie elf Minuten lang singen:

GURU GURU WAHE GURU
GURU RAM DAS GURU.

Guru Ram Das ist der spirituelle Lehrer, der die Herzenergie des vierten Chakras vollkommen verkörpert und gelebt hat. Viele, die ihn verehren, empfinden Hochachtung für seinen Dienst an der Menschheit, den er als spirituellen Lehrer im 17. Jahrhundert in Indien geleistet hat. Er lehrte unter anderem, dass Wunder im Leben möglich sind, und gab den Menschen dadurch Vertrauen und Mut.

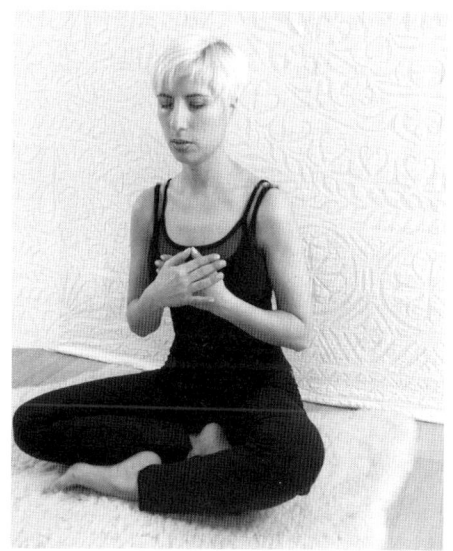

Tipps für den Umgang mit Verletzungen

Der folgende Klärungsvorgang kann bedrückende Erlebnisse oder Zustände auf befreiende und bereinigende Weise erleichtern oder lösen. Alte Verletzungen können so losgelassen werden.

··· Erinnern Sie sich an eine tiefe Verletzung, und gehen Sie in das Gefühl und die Situation hinein:

·· Was bewirkt es heute an und in Ihrem Körper?

·· Was und wie haben Sie sich damals gefühlt?

·· Was ging Ihnen dazu alles durch den Kopf?

··· Äußern Sie innerlich Ihren Wunsch nach Klärung, nehmen Sie innerlich Kontakt auf zu der anderen Person, indem Sie die beiden Fragen stellen:

·· »Warum hast du dich mir gegenüber so verhalten?«

·· »Was hätte ich – aus deiner Sicht – anders machen sollen?«

··· Beschreiben Sie, was Sie sich anstatt des verletzenden Verhaltens gewünscht hätten.

··· Wenn Sie es können, verzeihen Sie sich und der anderen Person.

··· Die Macht des Verzeihens ist die befreiendste und heilendste Kraft, die Ihnen zur Verfügung steht, wenn Sie die Vergangenheit loslassen möchten. Indem Sie verzeihen, sprengen Sie Ihre Fesseln der Vergangenheit und lösen sich von Karma.

Tipps:

··· Akupressurpunkt für das Herz: Dieser Punkt befindet sich am kleinen Finger, an der inneren Ecke des Nagelbetts, angrenzend an den Ringfinger.

··· Die Akupressur regeneriert das Herz und die Leber, sodass Sie sich viel vitaler fühlen werden.

··· Die Bachblüte »Star of Bethlehem«, Trostblüte, hilft Menschen, die eine körperliche oder seelische Verletzung erlitten und diese noch nicht überwunden haben; sie können durch diese Blüte Befreiung erfahren.

··· »Ich habe die Kraft, Erlebnisse zu bewältigen und mich selbst zu heilen.« Diese positive Affirmation hilft, Energieblockaden zu lösen, weckt Selbstheilungskräfte und macht widerstandsfähiger.

··· Rosenquarz wirkt stärkend auf das Herz.

··· Die Farbe Grün wirkt heilend auf das Herz. Tragen Sie grüne Kleidung, essen Sie grünes Obst und Gemüse, und gehen Sie ins Grüne, in die Natur.

··· Entwickeln Sie den Mut, Verletzungen in Zukunft direkt anzusprechen. Sagen Sie dem anderen Menschen, wie Sie sich fühlen und was Sie brauchen, damit Sie sich wohlfühlen.

11. Einheit: Glück, erster Teil

Glücklichsein ist ein vorherrschendes Gefühl von Zufriedenheit, Wohlbefinden und Lebenskraft

»Das Glück kommt zu denen, die es erwarten. Nur müssen sie die Tür auch offen halten.«

Thomas Mann

Ihre Gedanken entscheiden darüber, wie Sie Ihr Leben empfinden. Sie können es als spannend oder langweilig, befriedigend oder unbefriedigend, erfüllt oder unerfüllt ansehen. Ihre Gedanken und die daraus resultierenden Handlungen sind die Baumeister Ihres Lebens. Entscheiden Sie sich für das Glück, und entwickeln Sie Strategien, die das Glücklichsein mehren.

Haben Sie Ihren Weg zum Glücklichsein gefunden oder sind Sie noch auf der Suche?

Yoga kann Sie unterstützen, Ihren Weg zu Ihrer Mitte und zu sich selbst zu finden. Durch Ihre sensiblere Wahrnehmung und gesteigerte Achtsamkeit für Ihre Bedürfnisse, können Sie sich bewusst werden, was Sie auf dem Weg brauchen und was Sie tatsächlich glücklich und zufrieden macht.

Vielleicht führt Sie Ihr Weg zuerst auf Unstimmigkeiten in Ihrem Leben. Was für Sie negativ erscheint, zeigt Ihnen, was Ihnen fehlt. Dessen sollten Sie sich bewusst werden und dies schrittweise so verändern, dass es zu

Ihnen und Ihrem persönlichen Weg passt.

Yoga kann Ihnen den Mut geben, diese nötigen Veränderungen zu beginnen und Ihr Leben so zu gestalten, wie es für Sie gut und erfüllend ist.

Betrachten Sie Ihren momentanen Ist-Zustand. Wofür können Sie im Moment dankbar und glücklich sein?

Glücksgefühle sind eine Folge der richtigen Gedanken und Handlungen. Je öfter Sie sich glückliche Vorstellungen machen, desto glücklicher fühlen Sie sich. Je tiefer die Gefühle sind, desto mehr Glückshormon Dopamin schüttet das körpereigene Belohnungssystem aus.

Das Glück zeigt sich überall. Schauen Sie sich um, und machen Sie sich Dinge bewusst, die Sie vielleicht für selbstverständlich halten. Zufrieden und glücklich zu sein, bedeutet durchaus auch, Probleme zu haben. Es bedeutet, zu lernen, mit den Problemen umzugehen und sich nicht von ihnen dominieren zu lassen. Nehmen Sie Probleme als Herausforderungen wahr, die Sie wachsen und neue Fähigkeiten erwerben lassen. Gerade die zu meisternden Schwierigkeiten entfalten Ihr Potenzial und lassen es aufblühen. So kann Ihre Persönlichkeit reifen und zum Vorschein kommen.

Machen Sie sich bewusst, dass es nicht die Dinge sind, die Sie beunruhigen, sondern Ihre Sicht der Dinge. Ihre Gedanken entscheiden, sie haben die Macht über Ihr Glücksgefühl. Sie produzieren in sich allein dadurch schlechte Gefühle, dass Sie etwas negativ sehen und es auch negativ bewerten. Lassen Sie schwächende, negative, ängstliche, ärgerliche und hasserfüllte Gedanken los. Ein Beispiel für diesen

Perspektivwechsel: Ihnen ist eine U-Bahn vor der Nase wegfahren. Anstatt sich zu ärgern, nutzen Sie die Zeit und machen Sie ein paar tiefe Atemzüge. So entspannen Sie sich und werden erfrischt, oder richten Sie Ihren Fokus auf etwas, was Sie interessiert.

Richten Sie Ihre Aufmerksamkeit auf:
- Unternehmungen, die Sie inspirieren,
- stärkende Ideen,
- positive Leitsätze,
- selbstbewusstes Auftreten,
- liebevolle Handlungen und

··· zuversichtliche Gedanken und Gefühle.

Worauf wir uns konzentrieren, bestimmt, wie wir uns fühlen und was
sich entwickeln wird. Sie haben die
Wahl, und Sie können sich immer
wieder neu entscheiden. Öffnen Sie
sich dafür, das Positive zu sehen. Sie
erschaffen Ihre Gedanken.

Übungsreihe

Erfahren Sie Ihre elementare Persönlichkeit
(Experiencing your Elementary Personality)

Erläuterung der Autorinnen:
Diese Übungsreihe verbindet Sie mit Ihrer Seele und Ihrem wahren Kern. Sie bekommen ein tieferes Verständnis für sich und können dem Ruf Ihrer Seele folgen, sodass Ihr Leben im Einklang mit sich und mit dem steht, was Sie erfüllt. Das Übungsset kann Sie sensibler für die Signale Ihrer Seele machen und Ihr Unterbewusstsein reinigen. Sie verbinden sich mit Ihrer lebendigen Quelle. Diese Übungsreihe stärkt Ihr elektromagnetisches Feld und Ihr Nervensystem und reduziert Stress. Sie gewinnen an Ausstrahlung.

1.

Setzen Sie sich in den Schneidersitz. Winkeln Sie Ihre Ellbogen so an, dass die Unterarme nach oben weisen. Ihre Handflächen zeigen nach vorn. Formen Sie mit dem Zeige- und dem Mittelfinger ein V, und drücken Sie mit dem Daumen den kleinen Finger und den Ringfinger an die Handfläche. Öffnen und schließen Sie schnell das mit den Fingern geformte V. Ihre Augen sind auf die Nasenspitze gerichtet. Machen Sie diese Übung zuerst wenige Minuten lang, und erhöhen Sie die Dauer allmählich auf elf Minuten. Beenden Sie die Übung, indem Sie tief ein- und vollständig ausatmen. Wiederholen Sie dies dreimal.

Erläuterung der Autorinnen:
Diese Übung kann Sie von Stress und Anspannung befreien. Wenn Sie sie häufiger machen, schenkt sie Ihnen innere Ruhe und erhält Ihre Lebendigkeit.

Der Zeigefinger (Jupiterfinger) steht für Weisheit, Lebenssinn, Bewusstheit und Ausdehnung, der Mittelfinger (Saturnfinger) steht für Geduld, Schicksal, Karma und Hingabe.

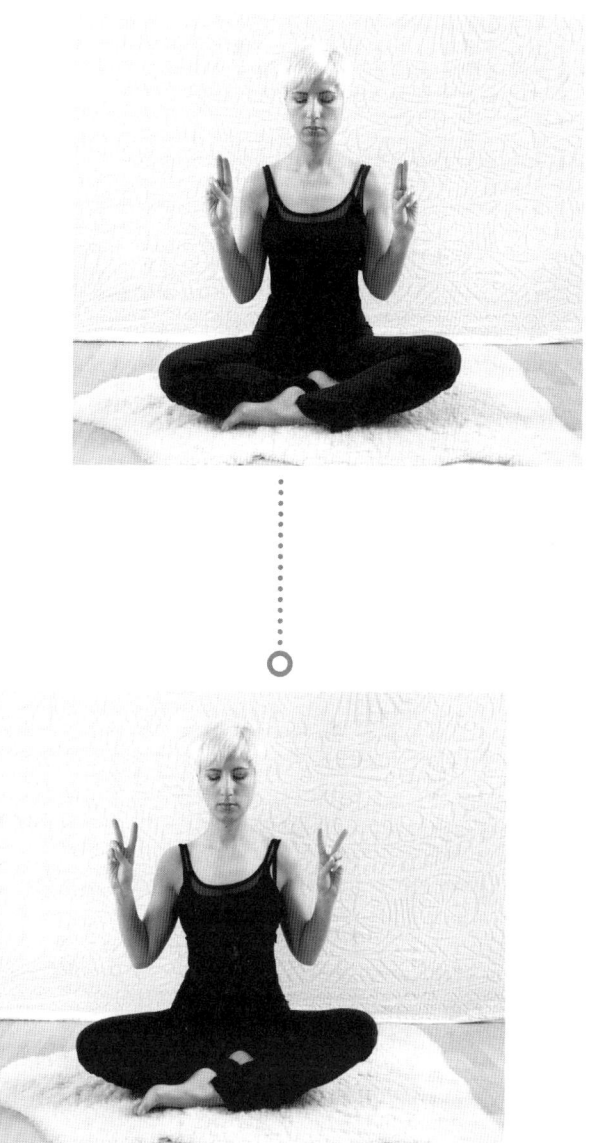

203

2.

Bleiben Sie im Schneidersitz, und verschränken Sie Ihre Finger im Nacken, ziehen Sie die Ellbogen nach hinten. Sitzen Sie aufrecht, und machen Sie ein bis drei Minuten lang den Feueratem oder die lange, tiefe Atmung. Zum Abschluss der Übung atmen Sie ein, und strecken Sie jeden Muskel Ihres Körpers, atmen Sie aus. Wiederholen Sie dies noch zweimal.

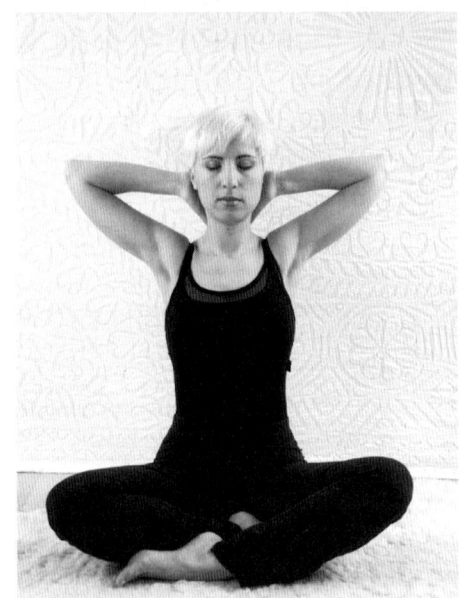

Erläuterung der Autorinnen:
Diese Übung weitet Ihren Brustkorb und macht Sie offener.

3.

Sie sitzen weiterhin im Schneidersitz. Mit verschränkten Fingern schlagen Sie zuerst gegen den Schoß, dann gegen den Brustkorb und strecken dann die Arme kraftvoll nach oben über den Kopf. Senken Sie die Hände, und wiederholen Sie die Abfolge. Bewegen Sie sich dynamisch und energiegeladen in Ihrem eigenen Rhythmus ein bis drei Minuten lang. Atmen Sie tief ein und entspannen.

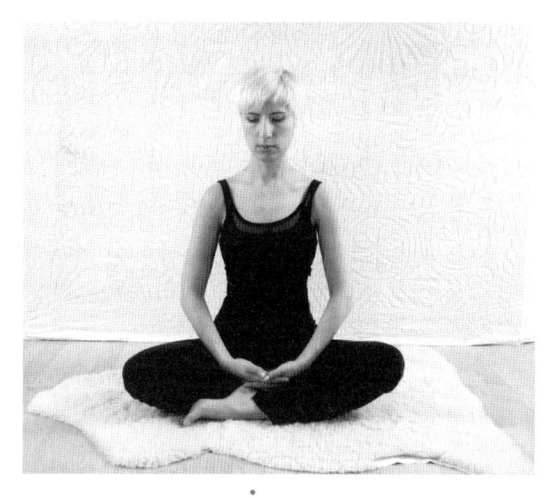

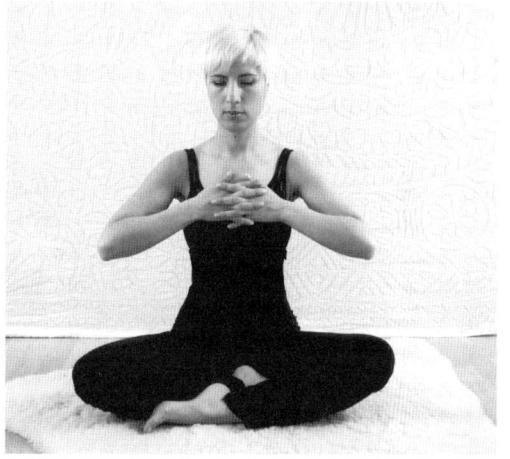

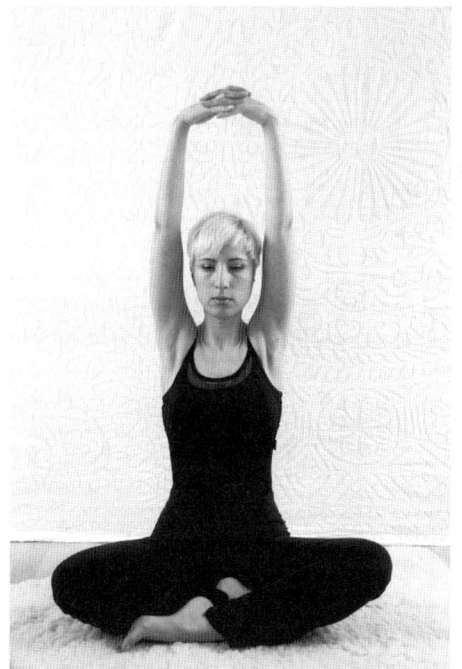

Erläuterung der Autorinnen:
Diese Übung stärkt Ihre Nerven und Ihr elektromagnetisches Feld.

4.

Bleiben Sie weiterhin in dieser Sitz-
haltung, und legen Sie Ihre linke
Hand auf Ihr Herz. Beugen Sie Ihren rechten Ellbogen, und halten Sie
den Oberarm neben die Rippen, Ihre
rechte Handfläche zeigt nach vorn,
die Fingerspitzen nach oben. Verbinden Sie sich gedanklich mit Ihrem
Herzen, füllen Sie sich mit Liebe,
und verweilen Sie in Glückseligkeit.

Lassen Sie Ängste, Unsicherheit,
Eifersucht und Oberflächlichkeit los.
Seien Sie bewusst, und atmen Sie
zwei Minuten lang und tief.

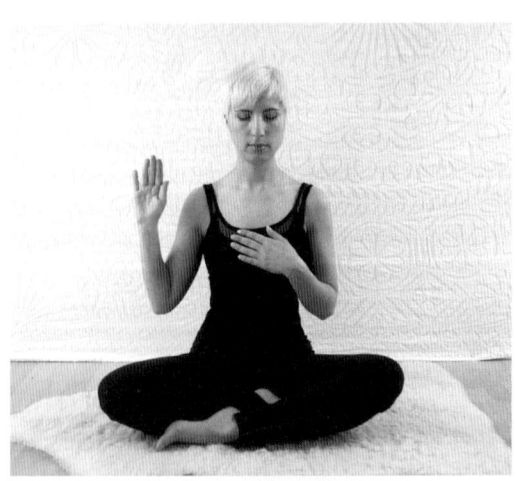

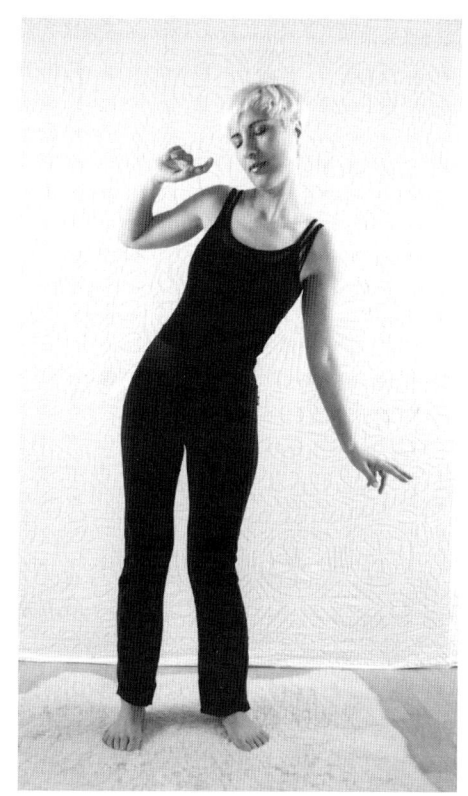

5.

Stellen Sie sich für die nächste Übung hin. Tanzen Sie drei bis elf Minuten rhythmisch und lebhaft nach den Punjabi Drums oder einer anderen rhythmischen Musik.

Erläuterung der Autorinnen:
Fühlen Sie sich ganz lebendig, und er-
fahren Sie sich selbst in der Bewegung.

6.

Setzen Sie sich in den Schneidersitz, heben Sie Ihre Arme über den Kopf, und lassen Sie den Oberkörper aus dem Becken heraus zwei Minuten lang kreisen.

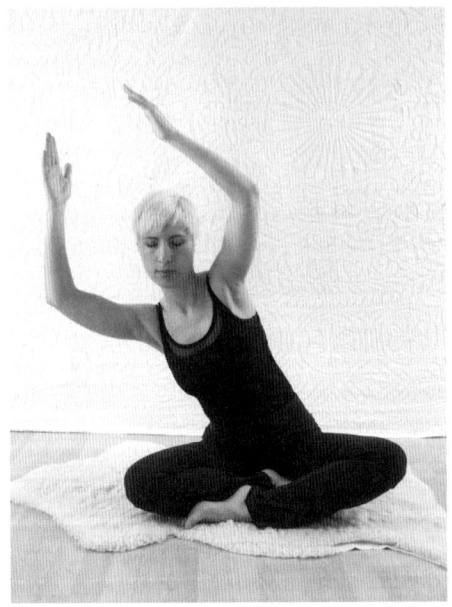

Erläuterung der Autorinnen:
Diese Übung richtet Ihr Becken und die unteren Wirbel und regt Ihren Energie-kreislauf an.

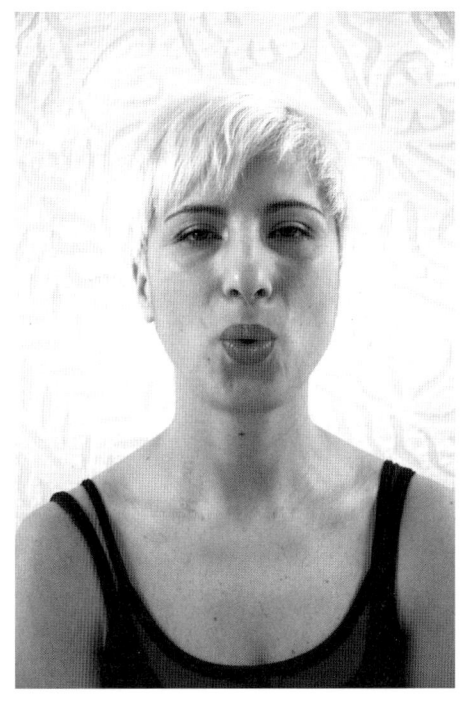

7.

Pfeifen Sie eine Melodie eine Minute lang.

Erläuterung der Autorinnen:
Pfeifen öffnet Ihr Herz und entspannt Sie.

Legen Sie sich für die Tiefenentspannung für 10–15 Minuten auf den Rücken.

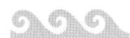

Meditation für
Dankbarkeit
(Meditation for Gurprasaad)

Erläuterung der Autorinnen:
Diese Meditation verhilft Ihnen zu der
Offenheit, Gutes im Leben anzunehmen und zu empfangen. Seien Sie im
Hier und Jetzt, fühlen Sie sich dankbar für alles Angenehme, das Ihnen
zufließt. Spüren Sie die Fülle in sich
und um sich herum.

Sitzen Sie mit aufgerichteter Wirbelsäule im Schneidersitz, und formen
Sie die Hände vor Ihrem Herzzentrum wie eine Schale. Stellen Sie
sich vor, dass Sie in dieser Schale
göttlichen Segen und andere Kost-
barkeiten des Lebens empfangen
(Gesundheit, Wohlstand, Glück, die
besten persönlichen Eigenschaften
usw.). Werden Sie innerlich ganz ruhig und still, fühlen Sie sich als Teil
der Schöpfung.

Ihre Augen sind zu Beginn der
Meditation nur zu Schlitzen geöffnet
und dürfen während der Meditation
langsam zufallen.

Machen Sie diese Meditation so
lange, wie Sie möchten.

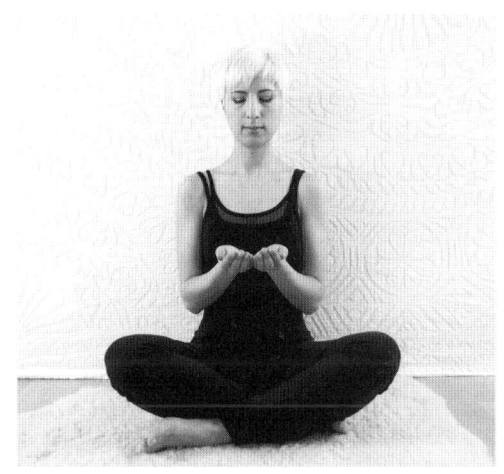

Tipps, wie Sie Ihrem Glück eine Chance geben

··· Machen Sie sich klar, in welchen Situationen es Ihnen gut geht.

··· Suchen Sie ganz bewusst Situationen, in denen Sie sich gut fühlen.

··· Stellen Sie sich vor, wie Sie sich fühlen möchten, und setzen Sie dies spielerisch in einer neue Körperhaltung bzw. einem neuen Körperausdruck um. Wie fühlen Sie sich dabei? Übertragen Sie dieses Gefühl in ein kraftvolles Bild, das diese Eigenschaften verkörpert, z.B. den Löwen. Durch Ihre Vorstellungskraft fühlen Sie sich stark, mutig, selbstbewusst, energiegeladen und souverän.

··· Ändern Sie Ihre hemmenden Einstellungen, sodass Sie seltener und weniger intensiv negative Gefühle verspüren. Lassen Sie Gelassenheit zu.

··· Sorgen Sie dafür, dass Glückshormone freigesetzt werden, z.B. durch Bewegung und Ausdauertraining (dreimal pro Woche für 30 Minuten). Durch körperliche Anstrengung werden Serotonin und Endorphine freigesetzt, die ein Wohlgefühl in Ihnen auslösen.

··· Lassen Sie die Bequemlichkeit hinter sich, werden Sie aktiv, und spüren Sie Ihre Lebendigkeit dabei. Suchen Sie gezielt nach einer Aufgabe oder Beschäftigung, die Sie befriedigt.

··· Pflegen Sie Ihren Freundeskreis. Gehen Sie auf Menschen zu, in deren Anwcscnhcit Sic sich wohlfühlen. Lassen Sie eine Begegnung zu, berühren Sie Menschen emotional, und lassen Sie sich von ihnen anregen. Liebe vermehrt sich, wenn Sie sie verschenken.

··· Selbst in den vertrautesten Beziehungen sollten Sie wachsam und achtsam sein und dafür sorgen, dass Situationen neu, prickelnd und belebend erlebt werden. Schaffen Sie den Raum für dieses Erleben. Die Abstumpfung gegenüber Ihrem Partner ist das schleichende Ende jeder Partnerschaft.

··· Suchen Sie sich erfüllende Ziele. Genießen Sie die Vorfreude und den Weg, denn darauf kommt es an.

··· Machen Sie sich bewusst, was alles einzigartig an Ihrem Leben ist.

··· Zählen Sie Ihre liebenswerten Charakterzüge auf.

··· Seien Sie dankbar für alles, was gut läuft.

··· Führen Sie ein Glückstagebuch über Ihre glücklichen Momente, und lesen Sie die Eintragungen immer wieder durch.

12. Einheit: Glück, zweiter Teil

Ich bestimme über mein Glücksgefühl

»Das Glück deines Lebens hängt von der Beschaffenheit deiner Gedanken ab.«

Marc Aurel

Viele Wege führen zum Glücklichsein. Für jeden einzelnen Menschen gibt es einen eigenen Weg, glücklich zu sein, weil er seine eigenen Gedanken und Erfahrungen hat. Jemand, der in seiner Kindheit hungern musste, wird z. B. einen reich gedeckten Tisch anders betrachten als jemand, der im Überfluss lebte. Aber auch zwei Personen, die im Überfluss aufwuchsen, werden den Tisch jeweils anders sehen, wenn einer seine Lebenssituation als selbstverständlich ansieht, der andere aber über sie nachgedacht hat.

Es gibt bestimmte Einstellungen und Verhaltensweisen, die ein dauerhaftes Glücklichsein fördern, die sogenannte Affirmationen des Glücks. Hier sind einige Beispiele:

- Denken Sie positiv über sich.
- Rechnen Sie damit, dass etwas gelingt.
- Glauben Sie an Ihre Fähigkeiten.
- Stehen Sie für Ihre Meinung ein.
- Leben Sie Ihr Leben!
- Verzeihen Sie sich und anderen Fehler.

- Erkennen Sie Ihre Einzigartigkeit.
- Machen Sie alles so gut, wie es Ihnen möglich ist.
- Sehen Sie sich als Glückspilz.
- Stellen Sie sich den Problemen.
- Rechnen Sie mit dem Besten.
- Seien Sie mit dem zufrieden, was Sie haben.
- Begegnen Sie anderen Menschen mit Offenheit und Toleranz.
- Verwandeln Sie Sorgen in Zuversicht.
- Bleiben Sie bei vermeintlichen Ungerechtigkeiten gelassen.
- Leben Sie im Hier und Jetzt statt in Vergangenheit oder Zukunft.

Als Fundament für ein glückliches Leben brauchen Sie eine bejahende Grundhaltung sich selbst und dem Leben gegenüber. Wenn Sie das Leben bejahen, beschenkt Sie das Leben mit Fülle. Betrachten Sie Ihre Handlungen aufmerksam. Seien Sie immer ganz präsent bei Ihrer Tätigkeit. Widmen Sie sich Ihrer Aufgabe mit ganzer Kraft und voller Hingabe. Gehen Sie in Ihrer Tätigkeit voll auf und vergessen Sie alles um Sie herum. Wenn Sie in

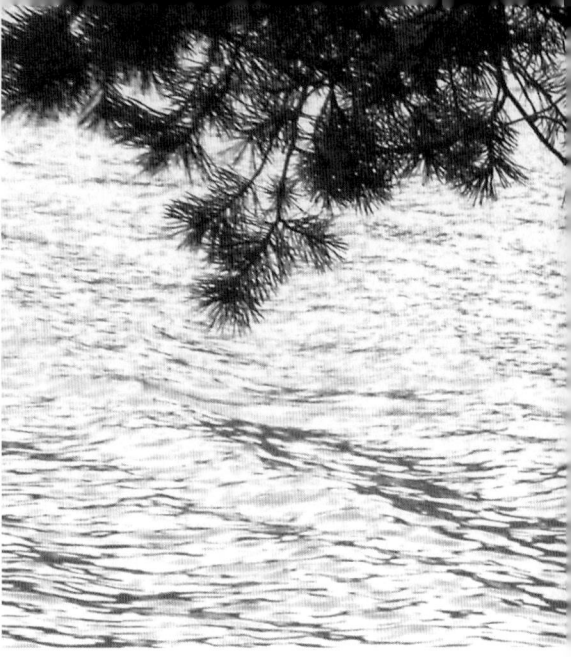

sich selbst versinken, so können Sie Flow-Momente genießen. Wenn Sie ganz im Hier und Jetzt sind, werden Sie das Glück in sich selbst finden.

Wenn Sie möchten, betrachten Sie in den nächsten Tagen einmal Ihre Gedanken kritisch. Betrachten Sie Ihre inneren Dialoge aufmerksam. Prüfen Sie, was Sie fördert und was Sie schwächt. Lernen Sie schrittweise, Ihre Gedanken zu kontrollieren. Eine positive Grundeinstellung kann Ihnen zu einem erfüllteren Leben verhelfen und Ihr Leben bereichern, egal ob in Familie, im Beruf

oder in der Freizeit. Öffnen Sie sich, Chancen und Möglichkeiten zu erkennen und zu entwickeln. Ihr Optimismus kann Ihnen lohnende Perspektiven eröffnen. So erhalten Sie den Schlüssel, um Türen in Mauern zu öffnen und schwierige Lebenssituationen als Lernaufgaben zu meistern.

Alles fließt und verändert sich. Yoga hilft Ihnen, sich zu entspannen, ein klares Verhältnis zu sich aufzubauen und gefestigter zu sein. Sie gewinnen an mentaler Stärke und kommen in Ihre Mitte, auch wenn Sie heftigen

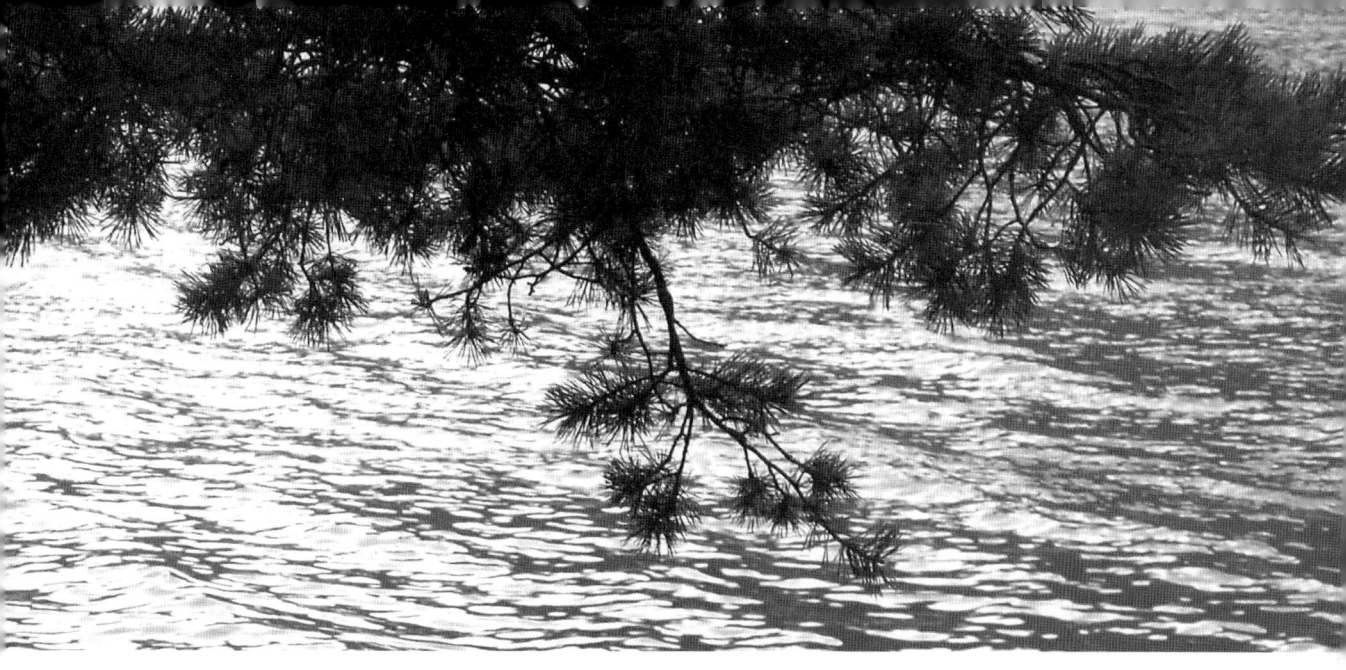

Turbulenzen in Ihrer Umwelt ausgesetzt sind. Sie lernen, in sich selbst zu ruhen und sich den Aufgaben mit heiterer Gelassenheit zu stellen.

Lassen Sie sich Zeit zum Leben. Durch Hektik und Stress verlieren Sie die Verbindung zu Ihrem Herzen und Ihrer Seele. Sie entfernen sich von sich selbst. Ziehen Sie sich ab und zu zurück. Genießen Sie die Zeit mit sich selbst und lernen Sie sich neu kennen. Entdecken Sie andere Facetten von sich.

Wenn Sie entspannt sind, können Ihre Gedanken frei fließen, und Sie werden leichter Lösungen und Ant-

worten finden. Lernen Sie, Ihrer Intuition und inneren Kraft zu vertrauen. Auf diese Weise können Sie manche überraschende Einsicht oder spontane Eingebung erhalten. Lernen Sie, auf Ihre innere Stimme zu hören und stärker aus dem Bauch heraus zu leben.

Bleiben Sie in Kontakt mit Ihrem Herzen. Im entspannten Zustand ist Ihr Herz klar, weise und glücklich.

Übungsreihe zur

Stärkung der Aura
(Strengthening the Aura)

Erläuterung der Autorinnen:
Diese Übungsreihe stärkt Ihre Aura. Eine starke Aura schützt Sie vor äußeren Einflüssen und filtert unerwünschte Einflüsse. So können Sie entscheiden, ob Sie sich öffnen und verbinden oder dem Einfluss entziehen. Wenn die Aura zu schwach ist, fühlen Sie sich dünnhäutig, leicht verletzbar, ohne Pufferzone zur Außenwelt. Ist Ihre Aura stark, bildet sie einen natürlichen Schutzschild gegen äußere Negativität, Krankheit und Verletzung. Diese Übungsreihe unterstützt Sie dabei, die eigene Persönlichkeit nach außen zu projizieren.

1.

Stehen Sie aufrecht. Neigen Sie sich nach vorn, bis Sie sich etwa eine Beinlänge vor sich mit den Handflächen am Boden abstützen können und Ihr Körper mit dem Boden ein Dreieck bildet. Aus dieser Haltung heben Sie Ihr rechtes Bein mit einem gestrecktem Knie nach oben. Beim Ausatmen beugen Sie Ihre Arme und senken den Kopf dicht zum Boden. Atmen Sie ein, und heben Sie den Körper in die ursprüngliche Position zurück. Achten Sie darauf, dass das Bein während der gesamten Übung gestreckt und oben bleibt.

Machen Sie diese Beugebewegung eineinhalb Minuten lang, und wiederholen Sie die Übung ebenfalls für eineinhalb Minuten mit dem anderen Bein.

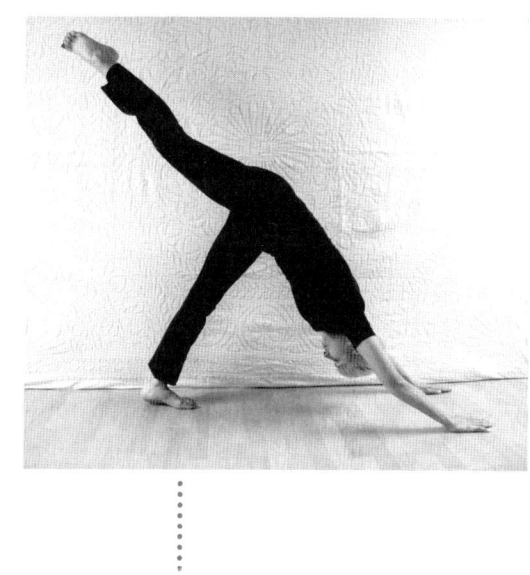

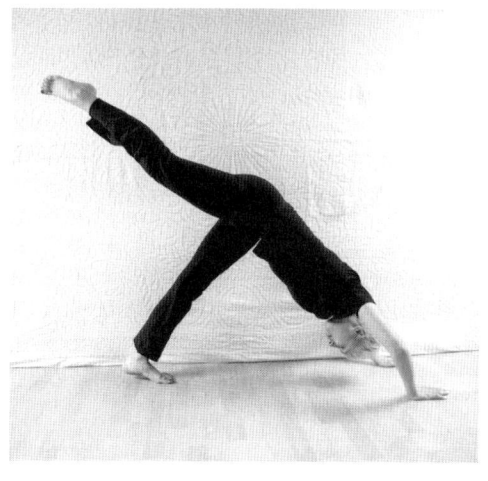

2.

Setzen Sie sich für die nächste Übung in den Schneidersitz. Strecken Sie Ihren linken Arm nach vorn, die Handfläche zeigt nach rechts. Führen Sie die rechte Hand unter dem linken Handgelenk hindurch hinter den linken Handrücken, sodass beide Handflächen nach rechts weisen. Verschränken Sie die Finger ineinander. Atmen Sie ein, und heben Sie die Arme im 60°-Winkel hoch, beim Ausatmen senken Sie die Arme wieder bis auf Schulterhöhe. Die Arme bleiben gestreckt.

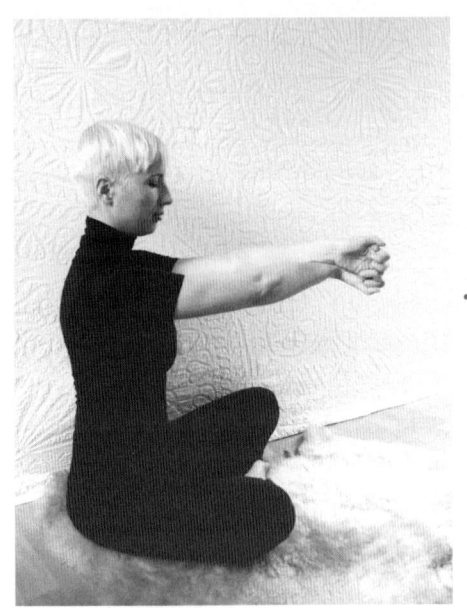

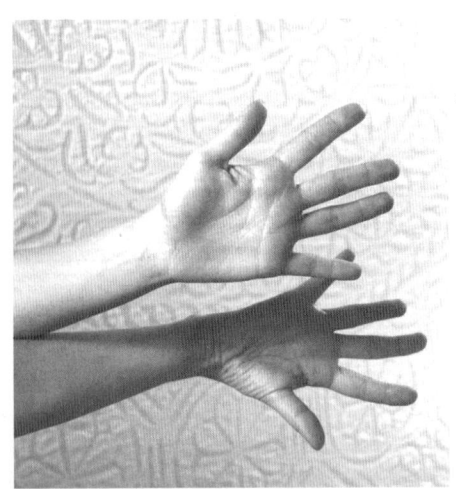

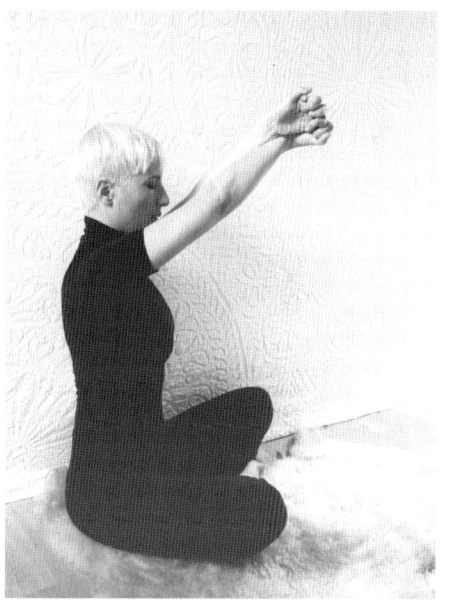

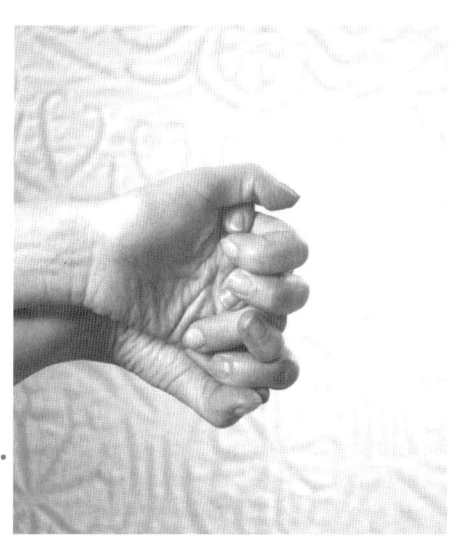

Führen Sie diese Übung mit kraftvollem Atem ein bis drei Minuten lang aus. Beenden Sie die Übung, indem Sie tief einatmen und die Arme über den Kopf nach oben strecken, atmen Sie aus, und entspannen Sie.

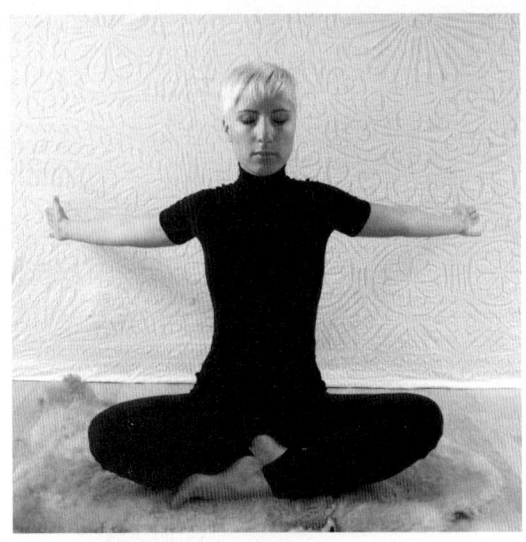

3.

Bleiben Sie im Schneidersitz. Strecken Sie beide Arme nach vorn parallel zum Boden, die Handflächen zeigen zueinander und sind etwa 15 Zentimeter voneinander entfernt. Atmen Sie ein, und strecken Sie Ihre Arme weit nach hinten, einander entgegen. Atmen Sie aus, und bringen Sie sie wieder in die Ausgangsposition nach vorn. Fahren Sie ein bis drei Minuten lang mit tiefer und rhythmischer Atmung fort.

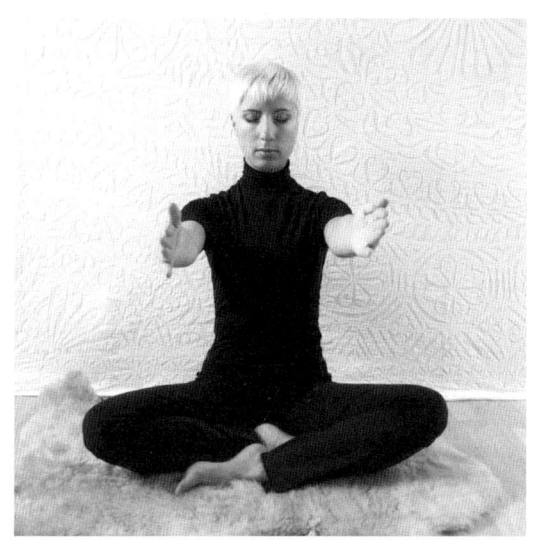

Legen Sie sich für die Tiefenentspannung für 10–15 Minuten auf den Rücken.

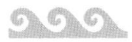

Meditation
für ein starkes Schutzfeld

Erläuterung der Autorinnen:
Diese Meditation baut ein starkes elektromagnetisches Feld, die Aura, auf. Es ist empfehlenswert, diese Meditation morgens oder abends zu machen.

Setzen Sie sich mit aufgerichteter Wirbelsäule in den Schneidersitz. Heben Sie die angewinkelten Arme vor dem Brustkorb parallel zum Boden, legen Sie die rechte Hand auf die linke, die Handflächen zeigen nach unten und der rechte Daumen liegt über dem linken Daumen. Halten Sie die Hände knapp über das Herzzentrum vor Ihre Brust. Die Ellbogen zeigen nach außen, aber die Arme berühren den Körper nicht. Ihre Augen sind leicht geöffnet, während Sie das folgende Mantra mit monotoner Stimme kontinuierlich elf Minuten lang sprechen:

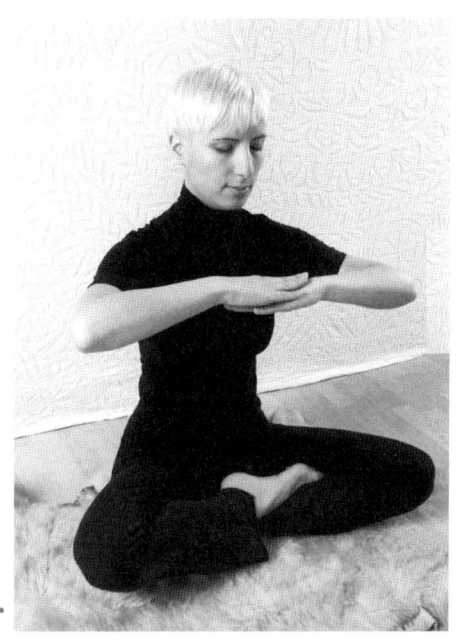

Hari Hari Hari Har

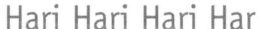

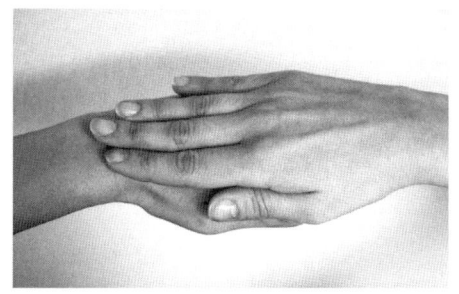

Har bedeutet Kraft, Hari bedeutet schöpferischer Charakter.

Ziehen Sie Ihren Nabelpunkt bei jedem Wort kraftvoll nach innen in Richtung der Wirbelsäule. Die Atmung reguliert sich von selbst. Sprechen Sie die Silben klar und vollständig aus, und konzentrieren Sie sich auf den Klang des Mantras.

Tipps, damit Sie glücklicher werden

Glückforscher haben herausgefunden, dass wir mit weniger Dingen auskommen können und uns dann freier und glücklicher fühlen. Wenn wir unser Leben vereinfachen und uns von überflüssigen Dingen trennen, werden wir befreiter und schaffen Raum für Neues.

··· Vereinfachen Sie Ihr Leben:
Fangen Sie zuerst ganz pragmatisch an: Entrümpeln Sie Ihren Dachboden, er steht für die Kindheit, und den Keller, er steht für das Unbewusste. Mit jedem Stück Ballast, das Sie wegwerfen, fühlen Sie sich leichter und offener.

··· Eine aufgeräumte Wohnung lässt die Energie besser fließen, und Sie fühlen sich klarer und vitaler.

··· Sortieren Sie Ihren Kleiderschrank. Welche Kleidungsstücke haben Sie in den letzten zwei bis drei Jahren nicht mehr angezogen? Entfernen Sie, was Sie nicht mehr brauchen.

··· Gibt es Gegenstände auf Kommoden oder in der Wohnung, die reine Staubfänger sind? Können Sie sich von Überflüssigem trennen?

··· Trauen Sie sich an liegengebliebene Papiere oder Probleme, und erledigen

Sie, was offen geblieben ist. Schließen Sie aufgeschobene Projekte ab oder trennen Sie sich von ihnen.

··· Beenden Sie Beziehungen, die nicht aufrichtig sind oder in denen Sie keine Unterstützung erhalten.

··· Befreien Sie sich von negativen Glaubenssätzen, die Ihrem Glück im Wege stehen, z. B. »Ich verdiene es nicht, glücklich zu sein.«, »Ich muss immer hart arbeiten.«, »Ich muss um alles kämpfen.« Finden Sie aufbauende Glaubenssätze wie z. B. »Das Leben meint es gut mit mir.«, »Mir fließen die Dinge zu, die ich brauche.«, »Ich habe

Vertrauen, dass der Kosmos gut für mich sorgt.«

··· Lassen Sie Ihre Vergangenheit los. Erkennen Sie das Positive an belastenden Situationen oder Verletzungen. Aus ihnen können Sie innere Stärke und positive Gefühle gewinnen. Bauen Sie sich ein neues, zufriedenstellendes Leben auf.

III. Entspannungsreise ans Meer

Mache es dir auf deiner Yoga-Matte ganz bequem, so bequem, dass es für dich wirklich angenehm ist. Wenn du deine Liegeposition gefunden hast, bewege dich nicht mehr. Lass dich in die Matte sinken, tauche tiefer in sie ein. Fühle dich getragen vom Boden, und lass vollständig los. Achte auf deinen Atem und spüre, wie er kommt und geht. Mit jedem Einatmen atme Ruhe und Entspannung ein, mit jedem Ausatmen lass alles los, was du gerade nicht brauchst. Spüre, wie dein Atem langsam seinen eigenen Rhythmus findet, ein gleichmäßiges Ein- und Ausatmen. Indem du deinen Atemrhythmus wahrnimmst und beobachtest, wie sich deine Bauchdecke hebt und senkt, bringt dich dies mehr und mehr zu dir selbst. Es kann sich Ruhe und Gelassenheit in dir ausbreiten, und dein Körper entspannt sich immer mehr. Während du all dies wahrnimmst, bist du tief entspannt, gelöst und frei, ganz bei dir, ganz in deiner Mitte.

Während du ruhig und gelassen auf deiner Yoga-Matte liegst, tauchen vor deinem inneren Auge Bilder auf. Du bist an einem sicheren Ort, einem Platz, der dir Schutz und Geborgenheit schenkt. Von hier aus machst du dich bereit, auf eine Reise zu gehen.

Eine Reise ans Meer, an einen wunderschönen Sandstrand. Du spürst puderigen, weißen Sand unter deinen Füßen, vielleicht vereinzelt auch kleine Muscheln. Am Horizont schaust du auf den tiefblauen Himmel, der dir ein

Gefühl von Weite und Leichtigkeit gibt. Gemächlich rollen die Wellen ans Ufer und hinterlassen kleine bunte Steine. Am Strand lässt es sich entspannt spazieren gehen und die leichte angenehme Brise trägt dir die salzige Meeresluft zu. Die Geräusche des Meeres lassen dich immer tiefer entspannen, und ein wohliges Gefühl breitet sich in dir aus.

Mit jedem Schritt, den du am Strand entlangläufst, fühlst du dich gelöster und entspannter, mehr und mehr in Harmonie mit dir selbst. Du betrachtest die Wellen, wie sie gleichförmig kommen und gehen. Und dein Blick schweift über den Horizont, sodass du wahrnehmen kannst, wie drei Delfine sich elegant und leicht fortbewegen. Du kannst nur erahnen, welches au-

ßergewöhnliche Energiepotenzial diese Delfine in sich tragen, weil sie mit der kosmischen Energie verbunden sind. Ihr freundlicher und hilfsbereiter Charakter laden dich ein, sich in ihrer Nähe ganz in Vertrauen und Sicherheit zu fühlen. Du spürst eine enge Verbindung zu ihnen, auch sie sehen in dir einen Gleichgesinnten.

Du bewunderst die harmonischen Bewegungen der Delfine in ihrer ganz spielerischen Art. Es erinnert dich an einen Tanz, und es überkommt dich ein Gefühl von Heiterkeit und Glück. Nur ein paar Meter von dir entfernt haben die Unbeschwertheit und der Spieltrieb der Delfine etwas Ansteckendes.

Du bemerkst, dass dir ein Delfin einen kraftvollen Energieschub gibt, sodass du spüren kannst, wie sich all

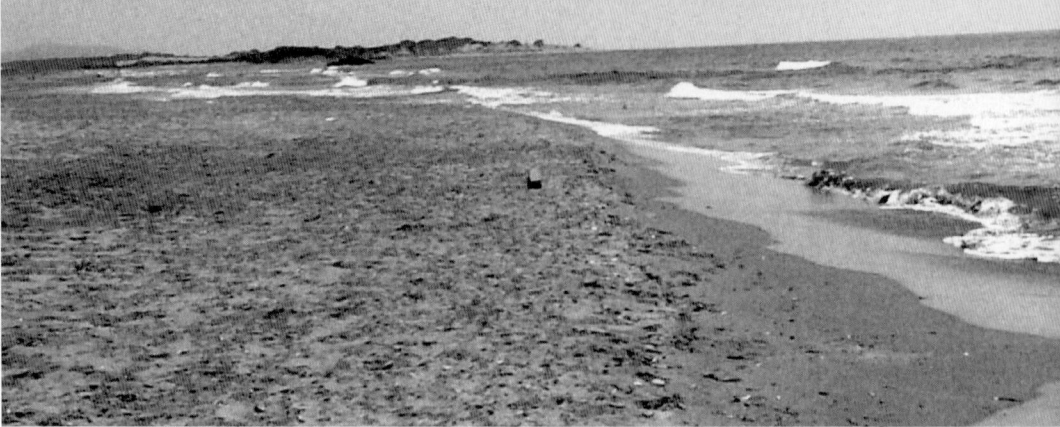

deine Ängste einfach auflösen und sich ein persönlicher Raum für Wachstum und Entwicklung in dir öffnet. Angst hat sich in Mut verwandelt, und du magst dich vielleicht für diese Botschaft und tiefe Erfahrung bedanken.

Indem du dich ganz auf den Spieltrieb des zweiten Delfins einlässt, löst sich all die Trauer und Schwere, die du im Herzen trägst, fast von allein auf. Du fühlst dich als ein Teil von etwas ganz Großem, sodass die tiefe Trauer sich in Lebensfreude wandeln kann. Auch bei diesem Delfin bedankst du dich für diese Lektion.

Den Blick auf den dritten Delfin gerichtet, überkommt dich plötzlich eine wallende Unruhe, du verspürst eine heiße Wut in dir. Doch noch während sich eure Blicke treffen und in unendlicher Tiefe ineinander versinken, verwandeln sich diese Gefühle in Kraft und Stärke. Du spürst die Fähigkeit in dir, negative Gefühle zu transformieren und aus ihnen ein enormes Kraftpotenzial zu schöpfen. Du fühlst dich innerlich ganz friedlich, ganz in dem Wissen, dass du diese Energie für deinen eigenen Lebensweg nutzen kannst. Es wird eine tiefe Erkenntnis in dir wach, dass du durch die Harmonisierung und Balance deiner Emotionen über viel mehr Vitalität verfügst und somit mehr Kraft und Klarheit für dein Leben zur Verfügung hast. Mit großer Dankbarkeit verabschiedest du dich auch von diesem Delfin.

Ganz verträumt schaust du den Delfinen nach, wie sie sich immer mehr entfernen. Sie schwimmen immer weiter, bis du sie nicht mehr sehen kannst.

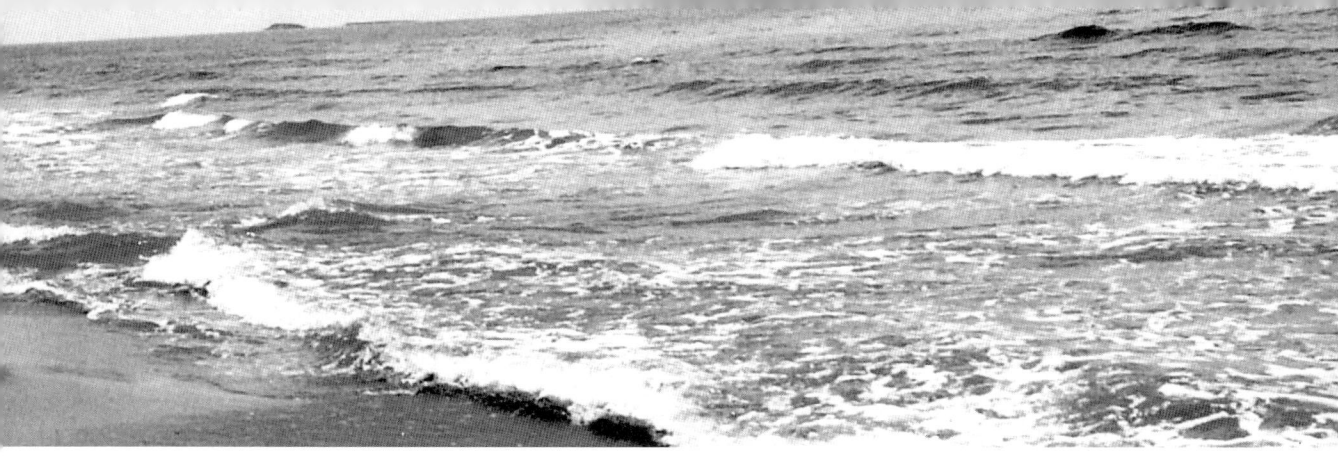

Du genießt die gewonnene Klarheit und Wachheit und beobachtest die Bewegungen des Meeres, die dir ganz vertraut sind. Ein Gefühl von absoluter Gelassenheit und tiefem Frieden umgibt dich und breitet sich in dir aus. Ein tiefes Glücksgefühl fließt durch dich hindurch. Du beginnst wieder langsam am Meer entlangzulaufen, in dir Gelöstheit und ein Sich-frei-Fühlen.

Mit dem Wissen, dass dies alles ein Teil von dir ist, verabschiedest du dich von deinen inneren Bildern. Die Strandlandschaft verliert ihre Konturen. Du nimmst noch einmal das Blau des Meeres und das leise Rauschen der Wellen in dir auf. Deine Gedanken schweifen noch einmal ab in deine Innenwelt. Gleichzeitig bemerkst du, wie deine Bauchdecke sich beim Atmen hebt und senkt. Du nimmst deinen Körper wieder wahr und spürst deine einzelnen Glieder auf der Yoga-Matte. Dadurch kommst du mehr und mehr zurück in diesen Raum. Du wirst wacher und spürst, dass deine Arme und Beine sich bewegen wollen. Du beginnst dich zu rekeln und zu strecken, deine inneren Bilder haben sich ganz aufgelöst. Du nimmst ein paar ganz tiefe Atemzüge in dir auf, die deinen gesamten Körper beleben. Du bist wieder ganz im Hier und Jetzt und fühlst dich wach und erfrischt. Öffne deine Augen ganz sanft ...

Schlusswort

»Es gibt Gezeiten im Leben des Menschen; und weiß er die Flut zu nutzen, dann hebt sie ihn empor zum Glück.«

William Shakespeare

Manchmal sieht man bei Gefühlen nur die Spitze des Eisberges, denn es sind Energien, die zunächst im Unsichtbaren arbeiten. Unsere Intention ist es, in die Tiefe zu gehen und zum Kern vorzudringen, damit die weniger sichtbaren und die eigentlichen Anteile freigelegt werden, also Licht in das Dunkel der Gefühle gebracht wird.

Gefühle können als innerer Antrieb dienen und sind Energien zur Erfüllung unsere Bedürfnisse. Von unserer biologischen Grundausstattung her haben wir Bedürfnisse nach Wohlbefinden, Glücklichsein, Liebe, Zuwendung, Anerkennung und Respekt. Indem Sie echte Bedürfnisse befriedigen, bringen Sie sich in Harmonie mit sich selbst.

Aufrüttelnde Gefühle nehmen wir manchmal kaum wahr, ein anderes Mal aber erscheinen sie uns wie eine aufwühlende Botschaften der weisen inneren Stimme, die uns sagt, dass etwas nicht zufriedenstellend verläuft. Lassen Sie nicht zu, dass sich negative Gefühle hemmungslos entfalten, weil dies die Erfüllung Ihrer Bedürfnisse hemmt. Sie schaden sich selbst, denn negative Gefühle wenden sich gegen Sie, und sie torpedieren sogar, dass unsere Bedürfnisse berücksichtigt werden, wie etwa in der Depression oder Verletztheit. Hinter schmerzlichen Gefühlen steckt häufig ein Prozess der Selbstabwertung, wie z. B. bei Neid oder Angst. Sie sollten diese Energien in konstruktiven Bewältigungsstra-

tegien umwandeln. Ein verhärtetes
Inneres kann sich hinter Gefühlen ver-
stecken, damit das wirkliche Ich sich
nicht selbst zeigen muss.

Gefühlsturbulenzen bedeuten immer
auch Stress und Anspannung. Derar-
tigen Symptomen sollten wir mit Entspannung und Gelassenheit begegnen.
Nur wenn wir entspannt sind, kann
lebensnotwendige Energien richtig fließen und nutzbringend eingesetzt werden.

Beeinflussen Sie das Empfinden von
unangenehmen Gefühlen positiv, z. B.
durch: bewusstes Innehalten – lassen
Sie die Gefühle durch sich strömen
– wertfreies Beobachten – eine deut-
liche Benennung des Empfundenen

– Veränderung in kleinen Schritten
beginnen – einen ganzheitlichen Heilungsprozess zulassen.

Sie können Ihre Gewohnheiten
durch Mut, Offenheit, Neuorganisati-
on und innere Beweglichkeit ändern.
So beeinflussen Sie die Gefühle positiv und bringen sie in eine vertrauens-
volle, stabile und ermutigende Richtung.

Je achtsamer wir mit uns umgehen und
je sensibler wir uns selbst gegenüber
werden, desto leichter, schneller und
intensiver nehmen wir Veränderungen
wahr. Wenn Sie Ihre Gefühlslage ändern, ändert sich auch Ihr Gemützsu-
stand. Und wenn Sie innerlich klar und
gefestigt sind, wird auch der normale

Alltag einfacher, und Sie tun etwas für sich.

Wer emotionale Intelligenz gelernt und entwickelt hat, kann das Repertoire aller Gefühle leben und schafft es, sich nicht in ihrer gesamten Bandbreite zu verlieren. Die Transformation eines negativen Gefühls versetzt uns in die Lage, Gefühle gewaltlos zu leben.

Wer sich von seinen Gefühlen inspirieren lässt, erhält vielleicht den »Schlüssel zu sich selbst«. Wir wünschen allen Lesern viel Erfolg und Freude auf Ihrem Weg des persönlichen Wachstums.

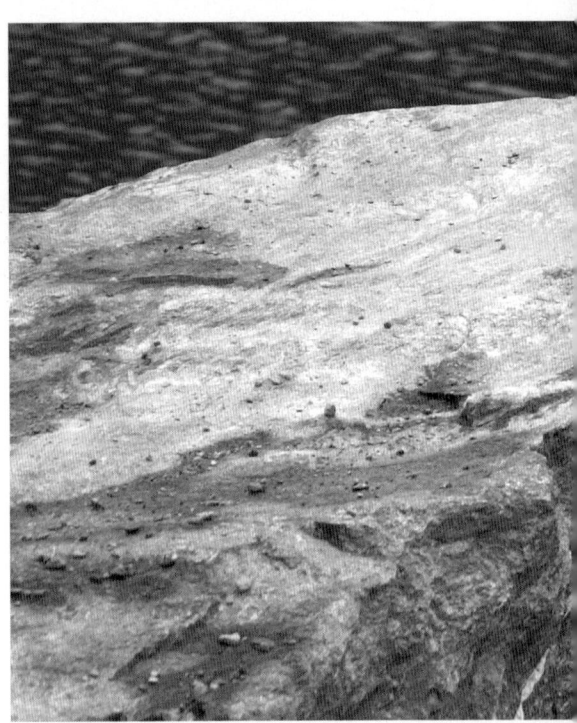

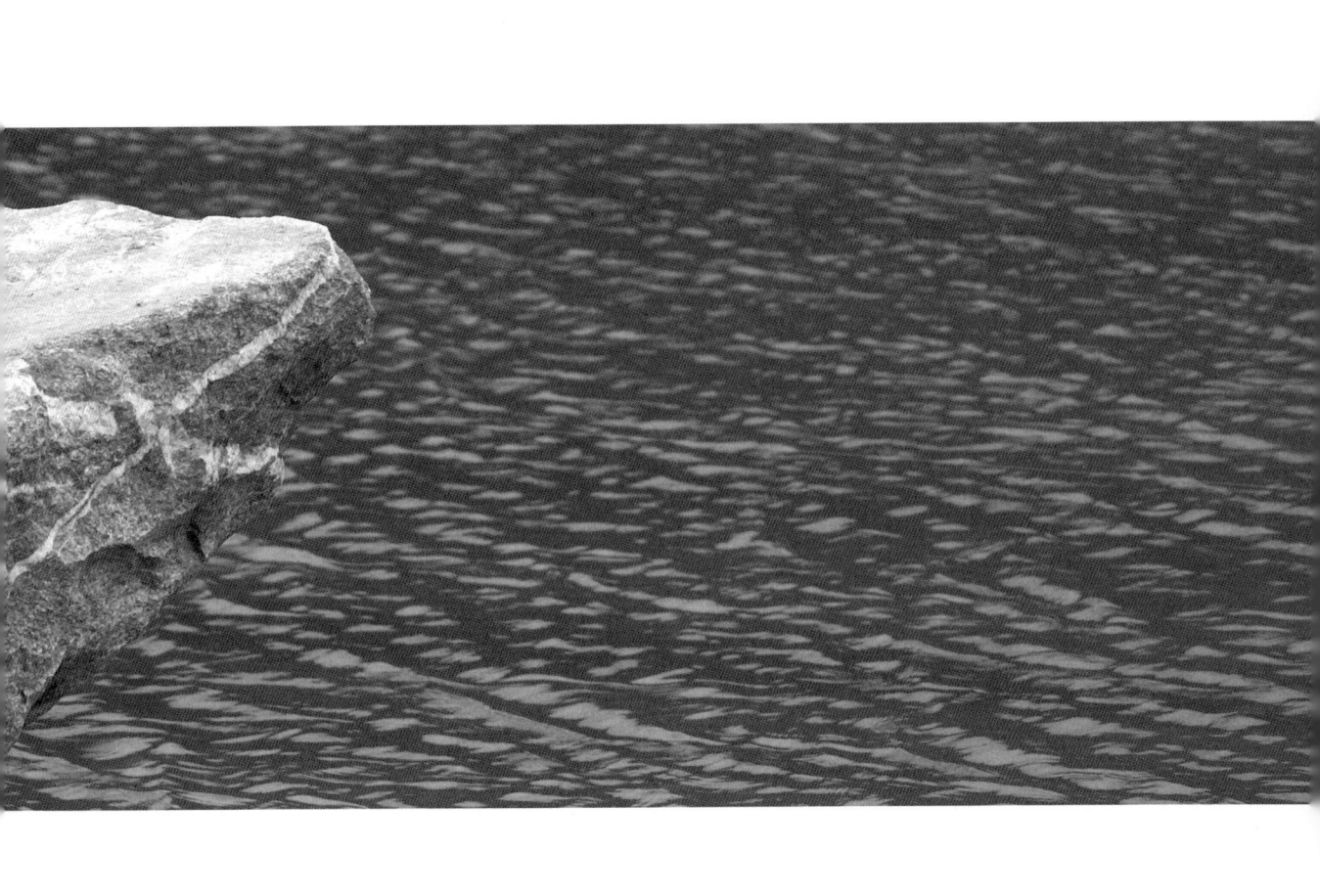

Quellenverzeichnis für Yoga-Sets und Meditationen

1. Einheit: Einführung zum Thema Gefühle
Übungsreihe: für das Drüsensystem (Die Drüsen:
Ihre Stimmungen – Ihr Schicksal)
Mitschrift aus dem Yoga-Unterricht von Satya
Singh (von ihm genehmigt, mit KRI Siegel)
Meditation für emotionales Gleichgewicht (Emo-
tional Balance)
Yoga Manual of the Aquarian Teacher Level 1, S.
399, KRI (mit KRI Siegel)

2. Einheit: Unterschied zwischen Gefühl und
Emotion
Übungsreihe: Steuerung der Steuerzentrale des
Drüsensystems (Commanding the Command
center of the Glandular System)
Self Knowledge, S. 39, KRI (mit KRI Siegel)
Meditation, um bei sich selbst anzukommen:
private Aufzeichnung von Wilfriede Magerfleisch

3. Einheit: Ärger
Übungsreihe gegen Negativität (For Negativity)
Transition to a heart-centred world, GRK, S. 87
Meditation zum Schutz vor Negativität
Mitschrift aus dem Yoga-Unterricht von Satya
Singh (von ihm genehmigt, mit KRI Siegel)

4. Einheit: Depression
Übungsreihe: Überwinden Sie Depressionen
(Conquering Depression)
Self Knowledge, S. 7, KRI (mit KRI Siegel)
Meditation gegen Depression (The Caliber of Life
Meditation)
Yoga Manual Level 1, S. 389, KRI (mit KRI Siegel)

5. Einheit: Neid
Übungsreihe: Besiegen Sie eingebildete Unfähig-
keiten (Conquering one's imagined disabilities)
Self Knowledge, S. 40, KRI (mit KRI Siegel)
Meditation, um die Gedanken zur Ruhe zu brin-
gen (Meditation to tranquilize the mind)
Überlebens-Handbuch (survival kit), S. 26, KRI
(mit KRI Siegel)

6. Einheit: Wut
Übungsreihe zur Auflösung von innerer Wut
(To relieve inner anger)
Owner's Manual of the Human Body, S. 26, KRI
(mit KRI Siegel)
Meditation für den Umgang mit einer schwierigen
Situation (Meditation to handle a grave situation)
Überlebens-Handbuch (survival kit), S. 15, KRI
(mit KRI Siegel)

7. Einheit: Angst
Übungsreihe zur Zentrierung: Nabhi-Kriya
(Nabhi Kriya)
International Teacher Training Manual, Level 1,
S. 345, KRI (mit KRI Siegel)
Meditation für ein gesundes Selbstvertrauen und
gegen Ängste
Guru Darshan Kaur Khalsa: Energy Maps II, S. 20

8. Einheit: Toleranz
Übungsreihe für Toleranz (Kriya for Tolerance)
Sadhana Guidelines, S. 64 , KRI (mit KRI Siegel)
Meditation für besonders starke Energie (Medi-
tation for Absolutely Powerful Energy)
Überlebens-Handbuch (survival kit), S. 41, KRI
(mit KRI Siegel)

9. Einheit: Schuldgefühle
Übungsreihe mit dem Thema Loslassen
(Exercise Set for The Nervous System And
Glandular Balance)
Kundalini Yoga for Youth & Joy, S. 35, KRI (mit
KRI Siegel)
Meditation bei Schuldgefühlen (Meditation to
conquer self-animosity)
International Teacher Training Manual, Level 1,
S. 397, KRI (mit KRI Siegel)

10. Einheit: Verletztheit
Übungsreihe für die Beziehung zum Herzen
(Heart Connection)
Transitions to a heart-centered world, GRK, S. 54
Heilmeditation für das Herz
CD Sacred Sound 1, Kundalini Yoga Mantras,
Life Force (genehmigt von Katja Thomsen)

11. Einheit: Glück erster Teil
Übungsreihe: Erfahren Sie Ihre elementare Per-
sönlichkeit (Set to Experience your Elementary
Personality)
Self Knowledge, S. 18, KRI (mit KRI Siegel)
Meditation für Dankbarkeit (Meditation for
Gurprasad)
Keeping up with Kundalini Yoga, S. 31 (mit KRI
Siegel)

12. Einheit: Glück zweiter Teil
Übungsreihe zur Stärkung der Aura
(Strengthening the Aura)
Sadhana Guidelines, S. 59, KRI (mit KRI Siegel)
Meditation für ein starkes Schutzfeld
Guru Darshan Kaur Khalsa: Energy Maps II, S. 40

Zitate von Yogi Bhajan entstammen:
Bhajan, Yogi: Perlen der Weisheit. Yantra Verlag.
Kundalini Yoga Karte Y 20 von 3HO, Hamburg.

Literaturverzeichnis

Bhajan, Yogi (PHD): The Aquarian Teacher, KRI, International KY Teacher Training, Level 1, 3rd edition 2005, USA.

Bhajan, Yogi (PHD): Kundalini Yoga for Youth and Joy. 1983.

Bhajan, Yogi (PHD): Owner's Manual of the Human Body. 1993.

Bhajan, Yogi (PHD): Perlen der Weisheit. Wien 1996.

Bhajan, Yogi (PHD): Yoga for health and healing, Third Printing. Santa Monica 1998.

CD: Sacred Sound 1.

Dehner, Renate & Dehner, Ulrich: Steh dir nicht im Weg! Mentale Blockaden überwinden. Frankfurt 2006.

Etrillard, Stéphane: Prinzip Souveränität. Paderborn 2006.

Gienger, Zora: Stark mit Yoga. Stuttgart 2008.

Geßler, Simran Kaur: Handbuch für Lehrer und Studenten Band II. Hamburg 1989.

Grochowiak, Klaus & Haag, Susanne: Die Arbeit mit Glaubenssätzen als Schlüssel zur seelischen Weiterentwicklung. Darmstadt 2004.

Hirschi, Gertrud: Neue Mudras von Gertrud Hirschi. 4. Auflage. Freiburg i. Br. 2002.

Hirschi, Gertrud: Mantra-Praxis. Worte der Kraft für Gesundheit, Erfolg und spirituelle Entwicklung. München 2007.

Jung, Carl G.: Die Psychologie des Kundalini Yoga, Zürich/Düsseldorf 1998.

Khalsa, Ardas Kaur (Hrsg.): Self Knowledge. Dt. Ausgabe. Eppelheim 1998.

Khalsa, Gururattan Kaur & Maxwell, Ann Marie: Transition to a heart-centred world. Yoga Technology Press 1999.

Khalsa, Gurusangat Kaur: Überlebens-Handbuch. Khalsa Edition 1984.

Khalsa, Shakta Kaur: Yoga für Frauen. Starnberg 2003.

Khalsa, Siri Kirpal Kaur: Yoga for Prosperity. Santa Cruz, New Mexico 2002.

Khalsa, Tarn Taran Kaur: Conscious Pregnancy. Second Edition. Espanola, New Mexico, USA. 2004.

Kingston, Karen: Feng Shui gegen das Gerümpel des Alltags. 13. Auflage. Reinbek bei Hamburg 2004.

Küstenmacher, Werner Tiki : Simplify your life. Einfacher und glücklicher leben. 13. Auflage. Frankfurt 2001.

Martina, Roy: Emotionale Balance. Von Schwerarbeit zu Mühelosigkeit. Der Weg zu innerem Frieden und Heilung. 2. Auflage, Burgrain, 2003.

Merkle, Rolf: So gewinnen Sie mehr Selbstvertrauen. 17. Auflage. Mannheim 2005.

Merkle, Rolf & Wolf, Doris: Gefühle verstehen, Probleme bewältigen. 20. Auflage. Mannheim 2005.

Moen, Larry (Hrsg.): Meditationen zur Heilung. 2. Auflage. Aitrang 1997.

Oellerich, Heike & Wessels, Miriam: Yoga für den Bauch. München 2007.

Sadhana Guidelines, Khalsa Editions, Amsterdam.

Sat Hari Singh: Fit in 15 Minuten. 2001.

Sat Hari Singh: Mantras im Kundalini Yoga.

Schott, Simon & Weiss, Jeannette: Die Delphin-Methode. Darmstadt 2004.

Seitz, Anand Kaur: Kundalini-Yoga. Harmonie für Körper und Seele durch die Chakra-Energie. Hamburg 1999.

Singh, Satya: Das Kundalini-Yoga-Handbuch. 4. Auflage. München 1995.

Wesselhöft, Thomas: Kundalini Yoga. Eins werden sich und der Welt. Niedernhausen/Ts 1998. Kundalini Yoga Lehrerausbildung in Deutschland, Stufe 1, 3 HO.

Kontakt zu den Autorinnen

Sylvia Herwig
E-Mail: sylvia_herwig@t-online.de
www.raumfuerlebensfreude.de

Petra Nägele
E-Mail: naegele.petra@web.de

Nützliche Adressen

3H-Organisation Deutschland e. V.
Gemeinnütziger Verein zur Förderung des Menschen durch Yoga
Breitenfelder Str. 8
20251 Hamburg
Tel./Fax: 040/479099
www.3ho.de

Kundalini Yoga Produkte erhältich bei:
Sat Nam Versand
Ringstraße 98
64823 Gross-Umstadt
Tel. 06078/7890-60
www.satnam.de

Kundalini Yoga am Meer (Urlaubsreisen):

Satya Singh
Breitenfelder Str. 8
20251 Hamburg
Tel. 040/475883
www.yogahoheluft.de

Katja Thomsen
Mövenbergstraße 6
25992 List/Sylt
Tel. 04651/8356690
www.yogaammeer.de

Haftungsausschluss

Die Übungen in diesem Buch stellen keinen Ersatz für
medizinische oder psychologische Behandlungen dar.
Bei Krankheiten, körperlichen Beschwerden oder in der
Schwangerschaft sollte im Vorfeld stets ein Arzt konsul-
tiert werden. Für eventuell auftretende Schäden übernehmen sowohl der Verlag als auch die beiden Autorinnen
keinerlei Haftung. Für die erwähnten Wirkungen und
Erfolge kann keine Garantie übernommen werden.